RAPPORT

SUR

L'ÉPIDÉMIE DE CHOLÉRA MORBUS

ASIATIQUE.

RAPPORT

SUR

L'ÉPIDÉMIE

DE

CHOLÉRA MORBUS ASIATIQUE,

OBSERVÉE A NANTES

ET DANS DIVERSES PARTIES DU DÉPARTEMENT
DE LA LOIRE-INFÉRIEURE;

PAR EUGÈNE **BONAMY**, **D.-M.**,

CHEVALIER DE LA LÉGION-D'HONNEUR, MÉDECIN DES ÉPIDÉMIES
DE L'ARRONDISSEMENT DE NANTES, ETC.

NANTES,

IMPRIMERIE DE M.me V.e CAMILLE MELLINET.

1850.

RAPPORT

SUR

L'ÉPIDÉMIE DE CHOLÉRA MORBUS ASIATIQUE,

OBSERVÉE A NANTES

ET DANS DIVERSES PARTIES DU DÉPARTEMENT DE LA LOIRE-INFÉRIEURE,

EN 1849;

Par Eug. BONAMY, D.-M.,

Chevalier de la Légion-d'Honneur, médecin des épidémies de l'arrondissement de Nantes, etc.

Aperçu topographique.

Le département de la Loire-Inférieure a pour limites : l'Ille-et-Vilaine au nord et au nord-est, la Vendée au sud, Maine-et-Loire à l'est et au sud-est, l'Océan à l'ouest et au sud-ouest, le Morbihan au nord-ouest.

Je me bornerai à exposer, dans un très-court aperçu, les principales circonstances extérieures qui environnent les habitants de ce département. Considérée au point de vue de sa topographie, disais-je dans un mémoire publié par la Société Académique, en 1839, la Loire-Inférieure offre pour principal caractère d'être sillonnée, en tous sens, par un nombre presque infini de rivières et de cours d'eau; c'est là, en effet, une circonstance fondamentale, et sur laquelle je dois insister: sur beaucoup de points, ces rivières coulent dans de larges vallées, y épanchent leurs eaux pendant un temps plus ou moins long, et, en se retirant, laissent à nu des substances végétales et animales en putréfaction. Il peut alors se présenter deux cas: ou bien les pentes sont disposées de telle sorte que l'eau se retire facilement et promptement; c'est le cas d'une grande partie des prairies submersibles de la Loire; alors l'altération de l'air par les matériaux organiques mis à découvert, est réelle, mais temporaire et peu nuisible; elle peut cependant, même dans ce cas, devenir assez persistante et à coup sûr très-nuisible dans une circonstance, c'est lorsque la crue arrive à une époque où l'herbe est déjà très-grande et approche de sa maturité; cette circonstance, désastreuse pour la santé des habitants riverains aussi bien que pour leurs intérêts, n'est pas très-rare.

Dans l'autre cas, bien plus défavorable, et on en trouve des exemples sur les bords de la Loire même, mais surtout sur l'Erdre et sur une foule de rivières et ruisseaux qui sillonnent le département, l'eau épanchée étant retenue par des rives trop élevées ne peut plus rentrer dans le lit d'où elle est sortie; de là des marais qui, pendant plusieurs mois de l'année, répandent dans l'air des effluves malfaisantes. Indépendamment de ces marais d'eau douce, il existe, sur certains points de notre littoral, et notamment à Bourgneuf, des marais d'eau salée, qui sont plus funestes encore.

Le séjour plus ou moins prolongé des eaux sur de grandes étendues de terrain est donc, en résumé, le fait dominant dans notre contrée. C'est lui qui donne une physionomie particulière à nos maladies, en les soumettant plus ou moins au génie intermittent. Le sol de la Loire-Inférieure est accidenté par d'assez nombreuses collines distribuées le long de ses rivières et cours d'eau; les plus hautes de ces collines n'atteignent pas la hauteur de 1000 mètres.

Les pluies sont fréquentes dans notre département, surtout pendant l'hiver.

La température, nouvelle cause d'importantes modifications pour l'homme, offre de très-grandes et très-rapides variations. Il n'est pas rare de voir le thermomètre monter ou descendre d'une douzaine de degrés centigrades du matin au soir. Disons, en passant, que la manière ordinaire de classer les climats par la recherche des moyennes, est incomplète et fautive; que l'appréciation des variations de température est bien autrement féconde en conséquences pratiques. Faisant l'application de ces principes à notre climat, nous constatons qu'il est tempéré dans ce sens que la moyenne thermométrique n'y est ni très-élevée, ni très-basse (13 ° 02 centigrades) ; que ses limites ordinaires sont de 35 ° au-dessus de 0 et de 10 ° au-dessous, sauf quelques cas extraordinaires où on a observé + 40 et — 16 ; mais que des climats très-différents offrent à peu près la même moyenne et les mêmes limites, et nous faisons ressortir, comme qualités plus caractéristiques, la fréquence et l'instantanéité des changements de température; c'est à ces qualités, sans doute, aussi bien qu'à l'humidité habituelle, qu'à la tenue ordinaire des vents dans la partie du sud-ouest, que peut être rapporté le développement fréquent de bien des maladies, dont je ne ferai point ici l'énumération.

Les influences dont il vient d'être question sont, ou entièrement ou en partie hors de la dépendance de l'homme; il en est qui dépendent de lui et qui peuvent être combattues plus efficacement; telles sont :

1.° La mauvaise disposition des habitations, généralement trop étroites, mal ouvertes, divisées en plusieurs compartiments par d'épais rideaux, encombrées de grands meubles, qui s'opposent, d'une manière presque absolue, à toute ventilation;

2.° La malpropreté de beaucoup de ces habitations, l'habitude qu'on a d'y entasser non-seulement la famille, mais quelquefois divers animaux, le tout vivant pêle-mêle au milieu des provisions de ménage, des vieux linges et de toutes sortes d'objets plus ou moins fétides;

3.° L'existence des mares et des fumiers dans les rues des villages et aux portes des habitations;

4.° L'habitude de rouir le chanvre et le lin dans des eaux dormantes, trop près des habitations, trop près des fontaines qui fournissent la boisson dans les villages.

Ajoutons, pour certaines localités, une disposition très-fâcheuse des lits. La paillasse et les autres parties qui constituent le dedans du lit sont élevées jusqu'à 30 ou 40 centimètres de la carrée, qui est en planches et fermée en haut, de sorte que les personnes qui y reposent se trouvent emprisonnées dans une espèce de cellule ayant 2 mètres de long sur un peu plus d'un mètre de large et seulement 30 à 40 centimètres de hauteur. Il est inutile d'insister sur l'insalubrité d'une semblable disposition.

Je n'analyserai pas la constitution géologique du département, renvoyant, à cet égard, le lecteur au précieux Catalogue minéralogique de Dubuisson. Qu'il me suffise de dire que l'épidémie s'est implantée indistinctement sur les différentes espèces de terrains; qu'à Nantes, en particulier, elle n'a pas plus épargné le coteau granitique de Miséry, que les îles formées par les alluvions de la Loire, pas plus que les parties schisteuses qui entrent en si grande proportion dans la composition du sol de notre commune.

Nantes est une ville de 94,194 habitants (chiffre officiel), mais si l'on tient compte d'un certain nombre d'étrangers qui y séjournent sans déclarer leur présence, on est bien près de la vérité en élevant le chiffre à 100,000.

Sa latitude est de 47° 13' 7".

Traversée par la Loire dans toute sa longueur, de l'est à l'ouest, par l'Erdre dans une partie de sa largeur, du nord au sud, et par divers ruisseaux, dont les plus importants sont le Seil et la Chésine, touchée au sud par la Sèvre, la ville de Nantes offre, on le voit, à peu de chose près les mêmes éléments topographiques que le reste du département: des coteaux, des vallées larges, souvent submergées, des îles nombreuses; les pluies, les brouillards, les coups de vent, venant de la mer, y sont très-communs.

Ces diverses causes d'humidité sont à leur *summum* d'intensité sur les rives de la Loire et dans le quartier des Ponts, qui est constitué par une suite d'îles nombreuses, situées entre les deux rives du fleuve, sur une largeur de 2 kilomètres. Sur plusieurs de ces îles, et notamment sur celle de la Magdeleine, il existe des amas d'eau stagnante, près desquels la fièvre intermittente est endémique.

Invasion de l'épidémie.

Depuis l'apparition du choléra épidémique en France et notamment à Paris, en mars 1849, sa marche régulière, de l'est à l'ouest, devait nous faire présager son arrivée prochaine dans notre localité. L'état sanitaire de celle-ci n'aurait pu la faire prévoir *à priori*: car le nombre des malades n'était point excessif, et la nature des maladies n'offrait rien de spécifique. Des affections gastro-intestinales existaient sans doute, mais elles n'avaient point une prédominance marquée; les fièvres typhoïdes avaient à peu près le développement qui leur est habituel à Nantes depuis plusieurs années. Les embarras gastriques et gastro-intestinaux étaient plus communs et étaient attaqués avec avantage par les évacuants du tube digestif. Les autres maladies dominantes étaient les fièvres intermittentes, souvent compliquées d'embarras gastriques, les méningites, les pneumonies et broncho-pneumonies, seules ou unies à la fièvre typhoïde, les bronchites et laryngo trachéites, ces deux dernières très-fréquentes chez les militaires de la garnison. Notons encore une épidémie fort grave de fièvre puerpérale, qui a frappé la maternité de l'Hôtel-Dieu, pendant les premiers mois de 1849.

On avait néanmoins signalé, dans le courant d'avril et même en mars, quelques cas d'accidents cholériques ou cholériformes, venant compliquer d'autres maladies. Un de mes confrères avait vu, en mars, une dysenterie se terminer par des phénomènes de choléra.

A l'Hôtel-Dieu, un militaire, affecté depuis plusieurs mois de fièvres intermittentes, succomba à des accidents semblables, le 21 avril. La nature des symptômes observés chez ce malade et celle des lésions cadavériques, qui étaient en rapport avec la double expression symptomatique de la fièvre et du choléra, ne permirent pas d'établir si les phénomènes cholériques étaient idiopathiques ou s'ils étaient nés sous l'influence pernicieuse.

Ce fait me paraît marquer la transition entre l'état sanitaire habituel de notre ville et l'invasion de l'épidémie.

En effet, le jour de la mort de ce soldat, le 21 avril, une cholérique fut amenée à l'Hôtel-Dieu. C'était la femme *Leguennec*, journalière, âgée de 56 ans, demeurant rue de la Piperie, à la limite ouest de Nantes, tout près de la commune de Chantenay. Les recherches faites pour savoir si cette femme avait pu subir l'influence de la contagion ont donné des résultats négatifs.

Pendant les jours qui suivirent (du 21 au 25), aucun décès par suite du choléra ne fut signalé à la Mairie de Nantes, mais il succomba plusieurs personnes à la Grenouillère, commune de Chantenay, partie limitrophe de Nantes, à l'ouest, et notamment à quelques pas de la Piperie. Ces personnes étaient :

Jubeau, jeune homme de 17 ans environ, pris de choléra à la suite d'une dysenterie compliquée de scorbut ; la fille *Roy*, âgée de 13 ans ; la fille *Bazin*, de 11 ans ; la femme *Richard*, enceinte de 7 mois, morte deux jours après avoir mis au monde un enfant mort.

Du 25 au 30 avril, l'épidémie continue de sévir sur l'extrémité occidentale de Nantes, et notamment sur le coteau granitique de Miséry.

Dans ce laps de temps, quatre décès furent constatés dans ce quartier, savoir : deux, rue des Perrières ; un à la Piperie ; un, dans les Grands-Jardins-de-l'Hermitage.

Jusqu'alors deux décès de cholériques seulement étaient constatés hors de ce quartier : l'un dans la rue Saint-Clément, à l'extrémité opposée de la ville, l'autre dans la rue Voltaire.

Le 1.er mai, trois cholériques succombent. Deux d'entre eux viennent du point où est née l'épidémie ; l'autre, de la rue Voltaire, située aussi dans l'ouest, mais plus près du centre de la ville. L'un des premiers succombe à l'Hôtel-Dieu.

Du 4 au 9 mai, le nombre des décès est toujours prédominant sur le lieu primitivement frappé. Cependant la maladie prend quelque extension sur différents points du centre de la ville. Les décès de ces cinq journées sont ainsi répartis :

Le 3, un décès, rue de l'Hermitage.

Le 4, un décès, (sur un homme, demeurant quai d'Aiguillon, mort à l'Hôtel-Dieu).

Le 5, cinq décès, ayant pour sujets : un boucher, demeurant rue Fénélon ; une femme de la rue Baco, morte à l'Hôtel-Dieu, ainsi qu'un homme de la rue de l'Hermitage ; un écrivain public, place du Commerce ; un enfant, rue Kervégan, dans l'île Feydeau.

Le 6, un décès au village de Pilleux.

Le 7, 3 décès, un homme, rue Cardine, près de la Fosse ; un soldat du 47.e de ligne, mort à l'Hôtel-Dieu ; un homme de la rue Saint-Léonard, mort au même hôpital.

Le 8, 3 décès, dans les rues de l'Hermitage et Casserie.

Le 9, un décès, rue de l'Hermitage.

A partir du 9 mai, l'épidémie s'aggrave jusqu'à la fin du mois ; mais la rapidité de ses progrès augmente encore pendant presque toute la durée du mois de juin, pour diminuer un peu à la fin de ce mois et dans les premiers jours de juillet.

Depuis lors, jusqu'au milieu de septembre, elle reste stationnaire, sauf une diminution sensible, mais de très-courte durée, dans les derniers jours du mois d'août.

Du 15 au 25 septembre, ralentissement assez prononcé, suivi dans les derniers jours de ce mois, et, dans la première quinzaine d'octobre, d'une forte recrudescence qui triple à peu près le chiffre de la mortalité. Dans la dernière quinzaine d'octobre les ravages du fléau sont très-réduits ; ils deviennent presque nuls du 1.er au 25 novembre. Alors l'hospice Saint-Jacques subit une cinquième reprise, tandis que la ville et les autres établissements de charité conservent un état sanitaire satisfaisant, bien qu'à cette époque la maladie n'y soit pas encore entièrement éteinte.

Relativement aux principaux siéges de l'épidémie, voici

ce qui ressort du rapprochement des bulletins de décès:

Dans les premières semaines, le quartier ouest de la ville fut presque exclusivement frappé. Quelques décès eurent lieu dans d'autres quartiers, mais disséminés et en petit nombre.

Dans la dernière quinzaine de mai, l'épidémie se dissémina davantage; néanmoins le quartier de l'Hermitage fut toujours le principal centre de ses ravages.

En juin, d'autres centres se manifestèrent : alors le quartier de la Magdeleine, à l'entrée des Ponts, Richebourg, le village de Barbin et ses environs, furent sérieusement atteints et perdirent beaucoup de malades.

Un peu plus tard, l'extrémité sud des Ponts (rue Vertais), fut aussi vivement atteinte. La partie moyenne de ce quartier (rue Grande et Petite Biesse), sans être exempt de l'épidémie, en ressentit moins l'influence.

Il ressort de l'aperçu que je viens de présenter, que, dans l'épidémie actuelle comme dans les précécentes, le choléra a choisi, pour siége de prédilection, les quartiers riverains de la Loire et de l'Erdre et surtout ceux qui ont dans leur voisinage des eaux stagnantes (Grenouillère, Richebourg, quartier de la Magdeleine, Barbin) en même temps que l'épidémie envahissait l'extrémité sud du quartier des Ponts, l'hospice-général de Saint-Jacques, situé dans ce quartier, et jusqu'alors épargné, a été violemment atteint et a eu de nombreuses pertes à déplorer.

L'épidémie a, en général, envahi les quartiers brusquement, sans progression; elle a quelquefois procédé par ondées successives, sévissant quelques jours avec violence sur un point; puis, après un peu de relâche, venant frapper un nouveau coup.

Invasion du choléra dans les hôpitaux.

Le 21 avril, avons-nous dit, le premier cholérique fut apporté du quartier de l'Hermitage à l'Hôtel-Dieu; jusqu'au 30 il s'y présenta un seul nouveau malade, venant du même point. Ce ne fut qu'au commencement de mai que le nombre des cholériques, venant y réclamer asile, devint un peu sensible.

Bientôt (6 du même mois), l'épidémie se manifesta sur les malades en traitement dans l'Hôtel-Dieu, commençant par un militaire de la garnison. Pendant une quinzaine de jours encore ce ne fut que dans le service militaire qu'on vit naître des cas de choléra, les autres services n'ayant que des cholériques venus du dehors ; mais bientôt tous les services furent envahis, de sorte que l'hôpital devint un des centres principaux de l'épidémie, et il en fut ainsi jusqu'au 25 novembre. Dans cette période de près de sept mois, 425 cholériques furent soignés à l'Hôtel-Dieu, sur lesquels 157 atteints dans l'établissement, c'est-à-dire un peu plus du tiers.

La proportion des cas du dehors ne fut pas la même dans les différents services. Ainsi, les militaires et marins de l'Etat ne vinrent qu'au nombre de 12 réclamer le traitement à l'Hôtel-Dieu ; 56 (plus des 5/6 de la totalité) furent frappés du choléra à l'Hôtel-Dieu. Chez les civils du sexe masculin on compta 151 cas nés au dehors et 59 nés dans l'hôpital, un peu moins du tiers du chiffre total.

Chez les femmes et jeunes filles, même proportion à peu près : 33 cas nés à l'Hôtel-Dieu, 105 au dehors.

Aucun service médical ou chirurgical ne fut épargné ; les vénériens comptèrent pour 1/12 environ dans le chiffre total des cas développés à l'hôpital ; contrairement aux espérances qu'aurait pu faire naître à leur égard l'observation de quelques faits de l'épidémie de 1832.

Neuf employés contractèrent le choléra à l'Hôtel-Dieu, sur lesquels trois sœurs, non attachées au service direct des malades et qui succombèrent.

Sur les 425 cholériques traités à l'Hôtel-Dieu, jusqu'au 25 novembre, 255 sont morts, 169 guéris. A partir du 25 novembre, l'épidémie se ralentit beaucoup à l'Hôtel-Dieu. — De cette date, en effet, au 28 décembre, il y eut seulement 3 nouveaux cas et 1 décès ; du 28 décembre au 4 mars 1850, 6 cas et 4 décès, portant, au 4 mars, (fin de la maladie à l'Hôtel-Dieu), le chiffre des cas à 434, celui des décès à 260.

Les renseignements ci-dessus m'ont été fournis par M.

Vincent, secrétaire des hospices, qui, pendant toute l'épidémie, m'a communiqué, avec une obligeance constante, les chiffres relevés par lui avec la plus grande exactitude.

L'Hôtel-Dieu de Nantes, qui reçoit environ 700 malades (400 civils et 250 à 300 militaires), est situé dans une île, entre deux bras de la Loire, au milieu de brouillards épais en certaines saisons. Ses constructions sont anciennes, mal entendues, insuffisantes pour sa population, enfoncées par le pied dans des alluvions de la Loire, et, par suite, en contre-bas de la plupart des habitations voisines. Du côté sud, il est borné par une prairie basse, sur certains points de laquelle l'eau apportée par les crues de la Loire, stagne et forme de petits marécages. Cette position éminemment insalubre, qui fait souvent naître la fièvre intermittente au sein de l'Hôtel-Dieu, a-t-elle exercé une influence fâcheuse sur la propagation du choléra? On serait porté à le croire, si l'on n'avait vu l'épidémie sévir avec autant de fureur sur des points de la ville jouissant de meilleures conditions, et notamment sur l'hospice Saint-Jacques, hôpital neuf, vaste, bien bâti et merveilleusement situé sur le côteau de ce nom.

Hospice Saint-Jacques. Cet établissement est élevé sur la rive sud de la Loire, à l'extrémité de la longue ligne formée par les ponts de Nantes; il a ses différentes sections étagées sur le coteau de Saint-Jacques qui regarde la Loire au Nord. Il est, comme je viens de le dire, dans les meilleures conditions hygiéniques au point de vue de ses constructions, comme au point de vue de sa bonne aération et de son isolement. Mais sa population est chétive, maladive, souffreteuse, comme on s'en convaincra en prenant connaissance de son personnel. Il comprend :

1.° Un hospice général destiné à recevoir les vieillards et infirmes de l'un et de l'autre sexe qui n'ont point de moyens d'existence, formant une population de :

159 hommes.
292 femmes.

Total.... 451 ci........................ 451

A reporter........ 451

Report.........	451
2.° Une section d'orphelins maladifs (ceux qui se portent bien n'habitent pas l'établissement), comprenant :	
83 garçons.	
54 filles.	
Total. 137 ci.....................	137
3.° Une institution de sourds-muets, contenant :	
24 garçons, ci..............	24
4.° Un asile d'aliénés, occupé par	
199 hommes.	
222 femmes.	
Total. 421 ci.....................	421
5.° Pour desservir ces différentes sections :	
93 employés du sexe masculin.	
76 — du sexe féminin.	
Total. 169 ci.....................	169
Total général....	1,202

(*Mouvement de l'hospice Saint-Jacques, du 9 juin 1849, dû à l'obligeance de M. Athénas, économe.*)

Dans ce chiffre n'est pas comprise une petite succursale de l'Hôtel-Dieu, transportée depuis un an et demi dans les bâtiments de Saint-Jacques, et qui occupe 80 lits.

L'Hospice général de Nantes conservait un triste souvenir de l'épidémie cholérique de 1832, à laquelle il avait payé un large tribut. Alors il était situé sur la Fosse, dans de vieilles constructions fort insalubres et insuffisantes pour la population.

Dans les premiers temps de l'épidémie actuelle, on dut espérer que les heureux changements survenus depuis lors dans ses conditions hygiéniques le préserveraient, jusqu'à un certain point, des ravages du choléra. En effet, au 13 juin, sept semaines après l'invasion du fléau, alors que l'Hôtel-Dieu en subissait cruellement les étreintes, l'hôpital Saint-Jacques jouissait encore d'une immunité complète, mais cet espoir fut bientôt déçu.

L'ondée cholérique qui, jusque-là, avait pour ainsi dire épargné le quartier des Ponts, à l'exception de l'Hôtel-Dieu, ne tarda pas à s'y faire vivement sentir. L'hospice Saint-Jacques, enveloppé dans son rayonnement, en reçut une large part.

Le 13 juin, un cholérique du quartier des Ponts fut porté à l'hospice Saint-Jacques. Ce fut pour celui-ci le signal d'une irruption violente de l'épidémie qui fit d'effroyables ravages dans cette population d'invalides et surtout chez les vieillards de l'établissement. Le grand âge de ces derniers, dont la plupart sont au-dessus de 70 ans et un grand nombre au-dessus de 80, explique les revers de la pratique dans cette malheureuse section.

Dans les diverses recrudescences qui se sont manifestées au nombre de 7 dans l'hospice Saint-Jacques, les ravages du fléau se sont répartis comme suit dans les différentes sections.

Hospice général.........	170 cas.	— 144 décès.
Hôpital succursal........	111	— 80
Aliénés.................	90	— 67
	371 cas.	— 291 decès.

Il résulte des tableaux dressés par M. Vincent avec le plus grand soin, que le choléra a frappé les vieillards hommes dans la proportion de 1 sur 6, et les vieilles femmes dans celle de 1 sur 7; que la plupart de ces vieillards ont succombé;

Que les orphelins ont perdu à peu près 1/7 de leur population.

Je ferai remarquer que ce chiffre de mortalité proportionnelle se trouverait un peu diminué, si on tenait compte des admissions qui ont eu lieu pour remplir les nombreuses places laissées vides dans les différents services. En effet, la mortalité, par suite de cette circonstance, a porté sur une population plus grande que celle indiquée ci-dessus.

Chez les aliénés, qui ne se renouvellent pas comme les pauvres vieillards, toujours inscrits longtemps à l'avance, la mesure de la dépopulation sera établie d'une manière plus précise.

Les aliénés hommes ont été frappés dans la proportion de 1 sur 5; leur mortalité, comparée à leur population, a été de 1 sur 6 1/2.

Les femmes aliénées ont eu 1 cas de choléra sur 9 1/2; 1 décès sur 12 1/3.

Pendant que l'hospice Saint-Jacques était si cruellement frappé, il est remarquable que le Dépôt de Mendicité, habité par une population au moins aussi chétive, n'ait reçu aucune atteinte de l'épidémie. Cet établissement, situé rue des Orphelins, près d'un des cimetières de la ville, jouit néanmoins d'une bonne aération. Mais ses bâtiments sont loin d'offrir la bonne disposition de ceux de Saint-Jacques. Les salles y sont moins bien ouvertes et fournissent à leurs habitants un volume proportionnel d'air infiniment moins considérable.

Récapitulation. — L'établissement de Saint-Jacques a donné............ 371 cas, 291 décès, 80 guérisons.

L'Hôtel-Dieu.....	434 —	260 —	174	—
	805 —	551 —	254	—

Quant aux cas de choléra traités en ville, il est impossible de recevoir des nombreux médecins qui les ont traités l'indication de leur chiffre; le nombre seul des décès peut être connu; il s'est élevé à 556, faisant, avec les 551 décès des hôpitaux, pour la ville de Nantes, un total de 1,107.

Sur 945 bulletins de décès que j'ai pu me procurer à la mairie de Nantes et que j'ai dépouillés, 508 appartiennent au sexe masculin, 437 au sexe féminin. Plus tard, à l'article étiologie, j'aurai à comparer ce résultat à la population relative de l'un et de l'autre sexe.

Le dépouillement de 906 bulletins m'a conduit, relativement aux âges, aux résultats inscrits dans ce tableau.

Tableau des décès suivant les âges et les sexes.

SEXE MASCULIN.		SEXE FÉMININ.	
De 0 à 1 an....	12	De 0 à 1 an....	11
De 1 à 5.......	38	De 1 à 5.......	33
De 5 à 10.......	26	De 5 à 10.......	17
De 10 à 20.......	36	De 10 à 20.......	26
De 20 à 30.......	79	De 20 à 30.......	33
De 30 à 40.......	73	De 30 à 40.......	56
De 40 à 50.......	67	De 40 à 50.......	65
De 50 à 60.......	83	De 50 à 60.......	53
De 60 à 70.......	41	De 60 à 70.......	50
De 70 à 80.......	31	De 70 à 80.......	56
De 80 à 90.......	6	De 80 à 90.......	12
		Au-dessus de 90....	2
	492		414

Aujourd'hui 27 mai 1850, il y a lieu de croire que le choléra a enfin terminé ses ravages.

Depuis la fin de novembre, c'est-à-dire depuis bientôt six mois, la ville n'a offert que des cas isolés et très-peu nombreux. L'Hôtel-Dieu a été aussi favorisé depuis cette époque. Quant à l'établissement de Saint-Jacques, tristement privilégié, il a offert depuis lors plusieurs recrudescences très-graves, très-meurtrières, dont la dernière s'est terminée le 7 avril, un an environ après l'invasion de l'épidémie à Nantes, dix mois après son irruption à Saint-Jacques. Depuis ce moment, il s'est écoulé 7 semaines, et il y a tout lieu de présumer que le terrible fléau a enfin quitté notre ville.

Invasion et marche de l'épidémie dans l'arrondissement de Nantes et dans quelques communes des autres arrondissements. — Environs de Nantes.

Chantenay. — Cette commune, limitrophe de Nantes, à l'ouest, faisant pour ainsi dire partie de cette ville dans la portion dite la Grenouillère, a été atteinte en même temps qu'elle par l'épidémie.

Chantenay présente une partie haute et une partie basse, riveraine de la Loire.

La Grenouillère, qui fait partie de cette dernière zone, bornée d'un côté par un marais qui lui a donné son nom, de l'autre située en contre-bas des chantiers de construction, et, par suite, soumise à une stagnation des eaux pluviales souvent viciées par les eaux ménagères de ses maisons, se trouve dans des conditions hygiéniques fâcheuses.

Le bourg, situé à mi-côte, en regard de la Loire, jouit d'une bonne aération.

Les roches de cette commune sont le micaschiste, le granit et le gneiss. Des terrains d'alluvion recouvrent sa zone riveraine.

Au début de l'épidémie (fin d'avril et commencement de mai), la Grenouillère seule fut atteinte ; une quinzaine de jours après, on observa quelques cas de choléra dans les parties les moins élevées du coteau. Plus tard, au commencement de juin, le bourg fut atteint ainsi que ses environs.

L'épidémie s'est peu montrée dans la partie de Chantenay éloignée de la Loire ; on n'en a observé que quelques cas aux environs de la Fournillière et de la Musse.

La commune de Chantenay contient une population de 5,000 habitants, sa mortalité annuelle, en prenant la moyenne des dix dernières années, s'élève à 114.

La mortalité moyenne des mois d'avril, mai, juin, prise sur les mêmes bases, comparée à la mortalité des mêmes mois de cette année, donne les résultats suivants :

	Mortalité moyenne des dix dernières années.	—	Mortalité de 1849.
En avril......	7,9	—	15
mai.......	7,5	—	18
juin.......	8,2	—	43
Total.	23,6	Total.	76

Excédant sur ces trois mois pour 1849, 52 décès.

Le nombre des cholériques décédés s'élève à 44 ; d'où il résulte que, sous l'influence de l'épidémie, le nombre des maladies mortelles autres que le choléra, au lieu de diminuer comme il arrive quelquefois, a subi au contraire une certaine augmentation.

Le bourg, sur une population de 500 habitants, comptait, au commencement de juillet, six décès par suite du choléra.

Rezé. — Cette commune, située sur la rive gauche de la Loire qu'elle longe dans une assez grande étendue, présente des îles et des vallées ayant un grand développement. L'eau y stagne en plusieurs points. Son sol est constitué en grande partie par le micaschiste, que recouvre, sur une grande surface, une couche fort épaisse d'argile commune. Des prairies d'alluvion la bordent du nord-est au nord-ouest.

Le choléra qui s'y est manifesté vers le milieu de mai, y a fait moins de ravages que dans la commune de Chantenay.

Il résulte d'un tableau que j'ai demandé à la mairie de Rezé, que l'excédant des décès, pour l'année 1849, sur la moyenne des dix années précédentes, donne 5 pour le mois de mai, 10 pour le mois de juin, 5 en juillet, 5 pour la première quinzaine d'août. Total de l'excédant : 25. (Note du 24 août.) Depuis lors, l'épidémie a paru à peu près éteinte.

ANCENIS.

La ville d'Ancenis, située sur la rive droite de la Loire, à 38 kilomètres dans le nord-est de Nantes, est assise sur un très-léger mamelon ; la partie centrale de la ville, seule, est un peu élevée; le pourtour est humide. Des douves enveloppent la ville dans une partie de son étendue au nord et à l'est ; une rue dite des Grenouilles, tout près d'un marais dont les eaux sont retenues par une levée, concourt avec ses douves, à faire une demi-ceinture d'eau stagnante autour d'un quartier populeux et très-pauvre. Au centre de ce quartier se trouvent l'église et le cimetière. Celui-ci est insuffisant; on est obligé d'y faire des exhumations prématurées, et, dans certains temps, il s'exhale à l'entour une odeur fétide. A cet égard, je dois dire que l'Administration municipale a mis le plus grand empressement à prescrire les moyens d'assainissement que j'ai cru devoir conseiller, de concert avec mon confrère le docteur Villeneuve, délégué pendant quelques jours à Ancenis.

Sur la route de Paris, à 1 kilomètre dans l'est, se trouve un marais près duquel travaillaient les ouvriers du chemin de fer. Plusieurs de ces ouvriers ont été pris du choléra.

La constitution géologique de la commune d'Ancenis, dit Dubuisson (ouvrage cité), est de phyllade de couleurs variées. Celui-ci passe au phyllade tégulaire dans le N.-O. d'Ancenis, où il alterne avec des psammites. Dans l'E.-N.-E. se trouvent d'autres phyllades passant aux psammites calcarifères.

La population de la ville d'Ancenis s'élève à 3,200, celle de la commune entière à 3,800.

Les travaux du commerce de détail, la navigation fluviale, la pêche, occupent une partie de cette population qui n'offre rien à noter sous le rapport de l'aisance, mais il existe une assez grande quantité de Bretons employés aux travaux du chemin de fer, ouvriers très-pauvres et soumis à une mauvaise hygiène.

Le 13 mai 1849, se manifesta le premier cas de choléra sur une femme de 76 ans, habitant la partie sud-ouest vers la route de Nantes.

Du 13 au 27 mai, l'épidémie ne fit pas de grands progrès ; elle donna lieu à 5 décès dans ce laps de temps ; mais, à partir du 28, elle redoubla d'intensité, et, jusqu'au 31, en 4 jours, elle fit 16 victimes.

La maladie s'établit spécialement dans la partie nord-est de la ville que nous avons caractérisée plus haut.

Le 3 juin, le chiffre des décès s'élève à 8.

Du 4 au 8 juin, la mortalité diminue, mais conserve encore d'assez fortes proportions (4 par jour).

La moyenne de chaque jour ne s'élève plus qu'à deux décès du 9 au 14, à un décès du 15 au 24 juin.

A cette date, le chiffre total des morts occasionnées par le choléra, s'élevait à 82 (1 décès sur 46 habitants).

L'épidémie a sévi presque exclusivement sur la ville d'Ancenis, la campagne environnante n'a offert que quelques cas isolés.

VARADES.

Cette commune, située dans l'arrondissement d'Ancenis, à 12 kilomètres du chef-lieu de l'arrondissement, est également riveraine de la Loire; elle présente dans le sud une vallée assez large, étalée le long du fleuve; dans cette vallée, et sur le bord de la Loire, se trouve le village de la Meilleraye, dont j'aurai à parler tout à l'heure. Au nord elle est accidentée par de nombreux coteaux et des vallées secondaires.

Parmi les vallées secondaires, espèces de gorges étroites, j'en dois signaler deux qui partent de la vallée de la Loire, à peu de distance de la Meilleraye, et qui s'élèvent en divergeant vers les parties élevées de la commune, laissant entre elles le plateau sur lequel est assis le bourg.

La grande vallée devait être assez salubre avant les travaux du chemin de fer, mais en élevant la chaussée qui doit supporter celui-ci, on a omis de ménager une issue aux eaux qui tendent à s'épancher dans la Loire, d'où résulte la formation d'un vaste marais entre la chaussée et les parties hautes de la commune. Aussi, depuis lors, existe-t-il beaucoup de fièvres intermittentes dans les environs.

La Meilleraye. — Ce village est situé le long de la Loire, entre celle-ci et la chaussée dont nous venons de parler. C'est un village d'un aspect riant; la plupart de ses habitants se livrent à la pêche; ses habitations sont assez propres, mais construites de manière que la ventilation ne s'y fasse pas convenablement. Ce village est souvent inondé, et les maisons ne sèchent pas toujours d'une année à l'autre. Il est situé bien près des marais dont je viens de parler, mais il n'en reçoit les émanations que par les vents du nord, et la chaussée le soustrait peut-être en partie à leur influence. Toujours, est-il, que MM. Erault et Lebiez, médecins à Varades, m'ont assuré qu'il y avait moins de fièvres intermittentes à la Meilleraye que de l'autre côté de la chaussée.

Le bourg de Varades est assis sur le psammite schistoïde ; le grès quartzeux se montre au nord, la roche porphyritique à l'ouest, un terrain houiller en exploitation se trouve à 4 kilomètres au nord-ouest du bourg ; c'est un filon qui paraît se diriger de Montrelais sur Nort. Le terrain d'alluvion borde la commune dans toute la partie méridionale, et existe notamment à la Meilleraye.

Le choléra s'est manifesté par un cas isolé à la Meilleraye le 18 mai 1849. Le 31 mai seulement, s'est montré un nouveau cas, bientôt suivi de plusieurs autres. La maladie, du reste, n'a point sévi, à cette époque, d'une manière très-grave dans la commune de Varades; en général, il n'y a eu que quelques cas de choléra isolés sur certains points de la commune ; à la Meilleraye même, qui a été le lieu le plus affecté, les ravages n'ont pas été considérables ; mais ils se sont exercés de manière à effrayer beaucoup la population. En deux ou trois jours ce village, dont la population est restreinte, a perdu six cholériques ; tous ont été enlevés très-rapidement ; après cette espèce d'ondée cholérique, le fléau a immédiatement cessé ses ravages et a été remplacé par une cholérine bénigne.

Parmi les autres villages qui ont subi l'influence cholérique, je signalerai en première ligne les Grandes-Vignes, la Billerie et la Griserie, trois villages qui se trouvent situés au haut des deux gorges divergentes dont il a été question plus haut, et qui sont par conséquent en communication assez directe avec le grand marais du chemin de fer.

Les cholérines de la commune de Varades se sont souvent compliquées d'accidents intermittents, pour lesquels on a eu à se louer de l'emploi du sulfate de quinine. M. Walczinski, qui a séjourné quelque temps sur les lieux, a fait aussi plusieurs fois cette remarque.

A l'époque dont il vient d'être question, le bourg de Varades avait été presque épargné ; mais, au commencement de septembre, après un long temps de repos, l'épidémie eut une recrudescence qui se manifesta surtout au bourg, et dont j'aurai occasion de parler à l'article étiologie, à cause d'une particularité assez importante à ce point de vue.

La moyenne de la mortalité, prise sur les dix années qui ont précédé celle-ci, est de 6, 3 pour le mois de mai, et de 6, 1 pour le mois de juin. Cette année, la mortalité est de 10 en mai, de 20 en juin, et excède par conséquent la moyenne de 4 pour le mois de mai, de 14 pour le mois de juin. Total de l'excédant 16, qu'on peut considérer comme le chiffre des décès déterminés par le choléra dans sa première apparition. Dans la seconde, on compta huit nouveaux décès.

La maladie est née à Varades comme à Ancenis, sous l'influence épidémique, qui enveloppait le département et sans qu'on ait pu rattacher sa naissance dans ce lieu, à une communication quelconque avec les habitants des autres localités atteintes.

Quelques cas de choléra se sont manifestés sur divers autres points de l'arrondissement d'Ancenis, mais sans y exercer de grands ravages. Notons, pour la commune d'Anetz, que cette année, comme en 1832, elle a offert le premier cas de choléra observé dans l'arrondissement d'Ancenis.

ARRONDISSEMENT DE PAIMBOEUF.

N'ayant pas été appelé dans cet arrondissement, j'aurai recours, pour cette partie de mon rapport, aux renseignements fournis par M. le docteur Chiché, médecin des épidémies à Paimbœuf.

L'invasion du choléra à Paimbœuf date du 10 mai 1849. Les progrès de l'épidémie seront rendus sensibles par le tableau suivant :

1.re semaine,	du 10 au 16 mai...	2	décès.
2.e —	du 17 au 23.......	11	—
3.e —	du 24 au 30.......	19	—
4.e —	du 1.er au 7 juin...	23	—
5.e —	du 8 au 14.......	18	—
6.e —	du 15 au 21.......	12	—
7.e —	du 22 au 28.......	6	—
	Total........	91	décès.

Après le 28 juin il y eut encore quelques décès, mais en très-petit nombre, et je n'en ai pas le chiffre exact.

La mortalité de Paimbœuf qui, en moyenne, est de 7,8 pour le mois de mai et de 7,6 pour le mois de juin, s'est élevée, en 1849, à 50 pour le mois de mai, à 63 pour le mois de juin.

Il faut noter que le premier cas de choléra observé à Paimbœuf s'est montré sur un marin à bord d'un navire en rade. Ce malade fut transporté à terre, où il succomba le 10 mai. Le second décès eut lieu le 16, le troisième le 18. Le 19, il y en eut trois.

Quelques autres communes, parmi lesquelles on doit citer Frossay, Saint-Père-en-Retz, Saint-Brevin, subirent les atteintes de l'épidémie cholérique.

GENESTON, COMMUNE DE MONTBERT.

La commune de Montbert, située à 19 kilomètres dans le sud de Nantes, est bornée à l'est, par les communes d'Aigrefeuille et de Remouillé; à l'ouest, par Saint-Philbert-de-Grand-Lieu. Le Bignon au nord, Saint-Colombin, Vieillevigne au sud, et entre ces deux communes, une enclave du département de la Vendée, complètent les limites de Montbert.

Le sol de la commune est plat; dans toute la partie sud-ouest il y existe des marais donnant lieu souvent à la fièvre intermittente.

Le hameau de Geneston, dont il va être surtout question dans ce rapport, présente ces caractères à un haut degré ainsi que ses environs. Situé dans la partie sud de la commune de Montbert et tout près du département de la Vendée, il est avoisiné, au sud et à l'ouest, par un ruisseau à rives marécageuses, qui, parti du sud de Geneston, le contourne et va, après un assez long parcours à travers la partie sud-ouest de la commune de Montbert, se jeter dans la petite rivière de Saint-Philbert-de-Grand-

Lieu. Le lac de ce nom est situé à environ 10 kilomètres dans le nord-ouest de Geneston.

Le village de Geneston est constitué presque en totalité par une large rue qui sert de traverse à la route de Nantes à Saint-Étienne-du-Bois. Le devant des maisons est en contre-bas de la route, ce qui permet en certains endroits la formation de mares d'eau stagnante. Cette rue est coupée, vers son milieu, par une autre route qui divise le village en deux parties (nord et sud) offrant des caractères différents.

La partie nord est mal bâtie ; les habitations y sont excessivement rétrécies et n'y reçoivent souvent l'air que par de petites portes. Quelquefois il existe une fenêtre tout à fait insuffisante. C'est dans ces logements angustiés, très-mal tenus d'ailleurs et encombrés de grands meubles, que s'entassent des familles souvent très-nombreuses, et ce ne sont pas seulement celles qui y sont forcées par la misère ; il en est qui, bien que jouissant d'une certaine aisance, se soumettent à des conditions aussi fâcheuses.

Les cours, situées derrière les maisons, sont littéralement tapissées de fumier ou d'une litière de paille destinée à le devenir, et sur laquelle les habitants jettent incessamment les déjections des malades aussi bien que les eaux ménagères et les débris de la cuisine.

Malheureusement, ces cours étant des propriétés particulières, ne peuvent être soumises aux mêmes règlements de police que la voie publique. J'engageai néanmoins M. le Maire de Montbert ainsi que les habitants à faire disparaître, autant que possible, ces causes d'insalubrité.

La partie sud de Geneston est mieux bâtie ; les habitations y sont plus larges et mieux aérées.

Le cimetière, situé près de l'église, dans le sud-ouest du hameau, à une trop faible distance de ses maisons, paraît, du reste, dans des conditions favorables. Les fosses sont creusées à une profondeur convenable et ne paraissent pas trop multipliées.

La population est de 500 habitants ; la mortalité annuelle de 8 environ.

L'état sanitaire habituel de Geneston offre, pour particularité, la fréquence des fièvres intermittentes vers la fin de l'été et dans l'automne, ce qu'explique surabondamment l'existence du marais signalé plus haut.

Avant l'apparition du choléra dans cette localité, la santé publique était bonne; les fièvres intermittentes n'avaient point encore paru. Le médecin, M. Buet, maire de la commune, qui m'a accompagné dans mes visites, m'a assuré que les affections gastro-intestinales étaient fort rares, et qu'il en était ainsi de toutes les maladies en général.

Invasion de l'épidémie. — Les choses en étaient là, quand, le 11 août, un enfant nommé Louary fut pris du choléra. Le refroidissement de la peau, l'effacement du pouls, l'excavation des yeux, l'extinction de la voix, les caractères des évacuations alvines et des vomissements, ne permettaient pas le moindre doute sur la nature de la maladie. Le choléra épidémique avait fait son apparition dans le hameau de Geneston.

Bientôt la mère de cet enfant, puis son oncle, habitant la même maison, furent pris d'accidents cholériques moins graves et guérirent. Tels furent les trois premiers cas de l'épidémie. Alors celle-ci se manifesta dans d'autres maisons; mais tout n'était pas fini pour la famille Louary: deux personnes de la maison furent encore prises de cholérine quelques jours après. Cette famille, composée de neuf personnes, est logée dans une chambre étroite et dans une espèce de petit grenier, le tout presque entièrement privé de ventilation.

Dans quelques autres maisons, il y a eu plusieurs malades; mais aucune n'a été frappée au même degré que la maison Louary.

Du 11 au 20, on compta vingt cas de maladies imputables à l'épidémie, offrant, du reste, des degrés divers de gravité. Cinq individus succombèrent : 3 adultes, 2 enfants.

Du 20 au 21, un choléra, deux cholérines, se manifestèrent.

Le 21, jour de ma première visite, je vis, avec M. Buet, environ 18 malades affectés d'accidents cholériques.

Trois étaient en proie au choléra, sur lesquels une femme mourante. Les deux autres offraient des symptômes assez graves, mais semblaient néanmoins susceptibles de guérison.

Les quinze autres cas que j'ai observés étaient des cholérines, quelques-unes en voie de guérison, la plupart des autres assez légères pour qu'on pût être à peu près assuré d'une issue favorable.

Du 21 au 27 août, cinq nouveaux décès eurent lieu, quatre chez des adultes, le cinquième chez un enfant.

Le 27, jour de ma seconde visite, le chiffre des malades était considérable, mais n'était pas en entier imputable au choléra.

Sur 35 malades existant ce jour dans la commune :

5 étaient atteints d'un choléra grave,
11 de cholérines ou de choléras légers,
6 d'embarras gastriques ou intestinaux,
12 de fièvres intermittentes,
1 de dysenterie.

Dans les derniers jours d'août, il y a eu encore un ou deux décès dans le hameau de Geneston. Au commencement de septembre, il n'y restait plus que des cholérines, qui elles-mêmes ont bientôt cessé de régner.

L'épidémie ne s'est point manifestée dans le reste de la commune, si ce n'est par un cas isolé, au bourg de Montbert, dans les premiers jours du mois d'août.

Comme maladies coïncidant avec l'épidémie de choléra à Geneston, je m'entionnerai la dysenterie dont j'ai vu un cas, et les embarras gastriques qui existaient en assez grand nombre.

Siége de l'épidémie. — Plus haut, j'ai insisté sur la différence des habitations dans la partie nord et dans la partie sud du village. Je dois noter une différence corrélative et très-considérable dans le nombre des maladies appartenant à chacune de ces régions, différence telle que, sur 18 malades au moment de ma première visite, 17 habitent la partie nord, celle dans laquelle les logements sont étroits et mal aérés, et 1 seulement, la partie sud, qui offre de meilleures conditions de salubrité et surtout moins d'entassement.

Le premier cas de choléra s'est développé sans qu'on ait pu saisir aucune liaison entre lui et des cas semblables observés dans d'autres localités du département. L'enfant qui en a été victime n'avait point quitté le pays; on n'avait signalé l'arrivée sur les lieux d'aucun individu ayant ou ayant eu l'affection épidémique.

La transmission de la maladie de cet enfant à plusieurs personnes de sa famille, vu les circonstances relatées plus haut, ne peut être apportée comme preuve d'une véritable contagion; mais elle démontre, comme tant d'autres faits, la puissance de l'infection sur la propagation du choléra. Je choisis ce fait particulier comme plus caractéristique que les autres; mais on peut dire, d'une manière générale, que la partie du hameau, où l'entassement existe à un haut dégré, est celle qui a donné presque exclusivement des malades. Je reviendrai plus loin sur ces faits et d'autres analogues, de manière à faire mieux ressortir les conséquences qui en découlent.

On a signalé la préférence qu'affecte l'épidémie pour les lieux voisins des marais, rivières et cours d'eau. Sous ce rapport, Geneston, avoisiné par un ruisseau et un marais étendu, se trouvait dans des conditions propres au développement du choléra.

DESCRIPTION DE LA MALADIE.

Prodromes. — Généralement, les malades ont pu être avertis de l'approche de l'affection épidémique par quelques symptômes, et en particulier par un trouble des fonctions digestives. La plupart, et c'est là le fait le plus important, le plus utile à connaître, ont été préliminairement atteints de diarrhée qui, chez plusieurs présentait les caractères des évacuations cholériques, caractères dont nous allons parler tout-à-l'heure; mais il n'en a pas été toujours ainsi; j'ai vu, et chacun a pu voir, quelques individus pris inopinément, sans trouble antérieur dans les fonctions des organes gastro-intestinaux, peut-être plutôt la nuit que le jour, des symptômes cholériques les plus formidables auxquels ils succombaient en peu d'heures.

OBSERVATION. — Le nommé M., âgé de 65 ans environ, bousqueur, demeurant rue des Olivettes, avait été atteint, en 1847, d'une iritis probablement syphilitique; un traitement composé surtout de calomel pris à l'intérieur et de frictions mercurielles belladonées autour des orbites, avait eu bonne et prompte justice de cette maladie; depuis lors sa santé générale était bonne, bien qu'il présentât sur les jambes des ulcères très-rebelles à tout traitement.

Le 16 juin 1849, il mangea et travailla comme à son ordinaire; il se coucha dans son état de santé habituel, n'ayant point la diarrhée. A deux heures du matin, le 17, il eut une première évacuation alvine qui était tout à fait séreuse et qui fut presque immédiatement suivie d'un vomissement. Les selles continuèrent avec une certaine abondance, et, conservant le même caractère; les vomissements furent très-peu nombreux (2 ou 3 seulement); en même temps la peau se refroidit, le pouls s'effaça, des syncopes incessantes se manifestèrent et firent craindre à chaque instant la terminaison funeste. Je vis le malade à 6 heures du matin: peau glacée, pouls presque imperceptible, peau du visage, du col, des mains, des avant-bras, offrant une coloration d'un violet très-clair, peau sans élasticité aux mains et aux avant-bras, yeux cernés, excavés, voix éteinte. Une syncope eut lieu pendant ma visite et me fit croire à une mort immédiate. La circulation néanmoins se rétablit; un traitement composé de révulsifs puissants aux membres et sur la poitrine, de boissons excitantes, fut administré sans espoir; et, vers 9 heures du matin, le malade succombait à une dernière syncope.

Je pourrais citer quelques autres faits analogues, exceptionnels comme celui-ci; mais la règle générale n'en subsiste pas moins, à savoir que la diarrhée précède le plus souvent l'invasion des symptômes graves du choléra.

Plusieurs malades éprouvaient, avant l'invasion, du malaise, des douleurs lombo-dorsales, des lassitudes, quelques-uns, des étourdissements, des bourdonnements d'oreilles ; d'autres, des tremblements dans les membres ; on a observé aussi, comme prodromes, la pâleur du visage, la disposition au refroidissement, un état d'anxiété remarquable, des défaillances, des frissons vagues.

Symptômes de la maladie confirmée. — Nous devons d'abord distinguer deux formes : l'une, extrêmement grave, l'autre, sinon toujours bénigne, du moins d'une gravité beaucoup moindre ; celle-ci peut conserver le nom de cholérine.

Cholérine. — Après les prodromes ci-dessus mentionnés, rarement sans prodromes, le malade est pris de vomissements ordinairement aqueux, parfois mêlés à quelques mucosités, ou tenant en suspension de petits grumeaux blanchâtres ; dans des cas plus rares on y trouve un peu de bile verte. La diarrhée augmente ; elle revêt, si elle ne l'avait à l'avance, le caractère spécial de la diarrhée cholérique ; la matière des évacuations alvines, composée d'une sérosité sans couleur, troublée par des grumeaux blancs, ressemble, comme on l'a dit tant de fois, à une décoction de riz qui n'a point été passée, ou à un petit lait grumeleux. Parfois, les selles sont également blanches, mais homogènes, épaisses et crémeuses ; dans quelques cas rares la matière des évacuations alvines conserve une teinte jaune ou verte due à la présence d'une certaine quantité de bile ; une partie des cholérines que j'ai vues à Geneston offrait ce caractère.

La soif, la diminution de la sécrétion urinaire se joignent aux précédents symptômes dans un grand nombre de cas ; il peut s'y joindre aussi quelques-uns des phénomènes qui caractérisent le choléra grave, et dont nous allons parler tout à l'heure.

La cholérine s'est quelquefois transformée graduellement en une attaque de choléra grave et même mortel. La fréquence de cette transformation, dans les premiers temps de l'épidémie, force d'admettre deux variétés de cholérine :

L'une véritablement bénigne, tendant à se terminer d'une manière heureuse, cédant facilement à une médication simple ; l'autre grave, tenace, conduisant souvent à une attaque de choléra, dont elle est, à vrai dire, le premier degré.

La première forme m'a paru plus rare qu'en 1832; dans les premiers mois de l'épidémie surtout toute cholérine devait inspirer au médecin de grandes inquiétudes. La forme grave se distinguait en général de l'autre par un ou deux symptômes graves, faisant contraste avec la bénignité apparente des autres; c'était quelquefois une altération prononcée du visage, quelquefois un léger degré d'oppression cholérique, ou une extinction assez prononcée de la voix, tandis que les selles étaient très-peu nombreuses, que la peau conservait une bonne chaleur, que le pouls était bien soutenu, qu'il n'existait ni vomissements, ni crampes, ni suppression des urines, ni aucun autre symptôme sérieux.

D'autres fois, la cholérine était remarquable seulement par sa ténacité, bien que ses symptômes fussent très-légers. Certaines diarrhées séreuses ont persisté des semaines et même bien plus longtemps avec des alternatives de mieux et de plus mal, coïncidant souvent avec les oscillations de l'épidémie elle-même.

Forme grave. — *Choléra proprement dit.* — On a admis généralement dans le choléra trois périodes distinctes: la première, constituée par une abondante exhalation séreuse de toute la longueur du tube digestif; cette exhalation abondante, soit qu'elle s'établît d'emblée, soit qu'elle succédât à une diarrhée antérieure ou même à une cholérine, était, dans l'épidémie actuelle, suivie de si près des phénomènes de l'algidité, qu'il me paraît peu fondé d'en faire une période distincte.

J'admettrai donc seulement, pour la description, deux périodes tranchées: celle de l'algidité, celle de la réaction.

Période algide. — Les vomissements et les selles ont d'ordinaire une grande abondance dans cette première période. Il n'en est pas toujours ainsi cependant, et les phénomènes graves de l'algidité ont souvent existé avec des évacuations médiocrement abondantes.

Les vomissements aqueux tenant quelquefois en suspension des petits flocons blanchâtres, précédés ou non de quelques vomissements bilieux ou alimentaires, ont en effet beaucoup varié en quantité, suivant les malades. Quelques-uns ont vomi abondamment, fréquemment, avec angoisses, sensations pénibles vers les attaches du diaphragme; chez eux, toute boisson introduite dans l'estomac était promptement rejetée. D'autres ont très-peu vomi (3 ou 4 fois, par exemple, dans le cours d'un choléra mortel); d'autres n'ont pas vomi du tout, et ont également succombé. En général, les vomissements ne se sont pas prolongés bien longtemps, quoique la maladie fît des progrès funestes. Je crois qu'on peut dire que, dans l'épidémie actuelle, les vomissements ont été moins dominants que dans celle de 1832; qu'ils n'ont pas, autant qu'à cette époque, mesuré la gravité de la maladie.

Les selles offraient les caractères exposés ci-dessus dans la description de la cholérine : séreuses, blanches, quelquefois un peu plus opalines que la matière des vomissements, elles étaient généralement fétides, mais non d'une odeur identique; quelques-unes offraient une odeur fade, spermatique; d'autres, une odeur de poisson gâté. Dans certains cas, et surtout dans les dernières heures de la maladie, la sérosité qui les constituait était teinte par une très-légère quantité de sang et offrait l'aspect de l'eau qui a servi à la macération des chairs. Elles étaient rendues sans efforts, le plus souvent sans coliques. Elles se prolongeaient plus longtemps que les vomissements, souvent pendant toute la durée de la maladie, étaient aussi beaucoup plus constantes, tellement constantes, que je n'ai pas vu un seul cas où elles aient manqué totalement. Mais quelquefois elles ont été rares et se sont promptement arrêtées, bien que la maladie n'en continuât pas moins sa marche funeste. Les autres phénomènes appartenant à l'appareil digestif qui accompagnaient les vomissements et le flux intestinal, étaient les suivants :

Soif vive, ardente, augmentant en général en raison des évacuations; langue pâle, humide, large, de couleur hortensia, quelquefois saburrale, chaude d'abord, mais devenant quelquefois fraîche et même froide. Sensation de chaleur à la gorge; nausées annonçant les vomissements; hoquet assez rare au début, assez commun à une époque plus avancée de la période; matité abdominale; ventre un peu aplati.

Les crampes ont été quelquefois violentes; elles attaquaient les membres, surtout les membres inférieurs, dans certains cas plus rares les muscles du tronc; mais souvent aussi elles ont manqué, beaucoup plus souvent, suivant moi, que dans l'épidémie de 1832. Cette circonstance, aussi souvent observée dans les cas graves et même mortels que dans les cas légers, n'a rien pu faire préjuger sur l'issue de la maladie.

Les crampes m'ont paru plus rares encore dans les derniers temps de l'épidémie. Dans plusieurs recrudescences graves, qui ont eu lieu à l'hôpital Saint-Jacques depuis le 1.er octobre, époque à laquelle j'ai été chargé de l'un des services de cet établissement, les crampes ont manqué chez le plus grand nombre des malades et notamment chez presque toutes, sinon chez toutes les vieilles femmes cholériques, bien que la maladie n'eût éprouvé aucune atténuation dans ses symptômes.

Le pouls, en général, un peu accéléré, est faible, petit, filiforme et s'efface enfin complétement. Les bruits du cœur perdent incessamment de leur force. La peau se refroidit en même temps, surtout aux mains, aux pieds, au nez, puis au reste du visage; si l'algidité fait des progrès, le refroidissement de la peau s'étend graduellement des pieds aux jambes, des mains aux avant-bras. Cette membrane se recouvre souvent d'une sueur visqueuse, dans les lieux où siége le refroidissement; elle y perd son élasticité, de sorte que, quand on la pince, le pli ne revient pas sur lui-même; elle est ridée, comme macérée; au contact, elle donne, comme on l'a souvent répété, la sensation qu'on éprouve en touchant une grenouille; les veines ne font aucune saillie à la surface de la peau.

La cyanose déterminée par la stase du sang veineux, a

été plus rare et surtout moins complète dans l'épidémie de 1849 que dans celle de 1832; elle a rarement fait complétement défaut, mais elle s'est, le plus souvent, manifestée par des teintes plus pâles, se rapprochant le plus souvent du violet clair, et par une extension beaucoup moins grande. Dans quelques cas, la teinte violacée occupait le visage entier, le col, les mains, les avant-bras, les pieds, rarement tout le corps. D'autres fois, à l'exception du cercle violacé ou brunâtre du pourtour des yeux et de la coloration bleue ou violette des lèvres, le visage avait seulement une teinte pâle, plombée. Dans quelques cas, les parties cyanosées de la peau offraient une teinte d'un rouge cuivreux uniforme, ou bien une coloration bleuâtre très-peu prononcée. Les grandes colorations bleues générales, occupant toute la surface du tégument externe, ont été aussi rares cette année qu'elles avaient été communes en 1832. L'atténuation que je signale ici, dans la cyanose, n'a point été l'indice d'une diminution dans la gravité de la maladie.

L'excavation profonde des yeux, leur regard terne et morne, leur rotation en haut, l'injection passive et les ecchymoses des conjonctives, leur dessèchement, l'absence du brillant des cornées, qui sont quelquefois plissées, l'amaigrissement du visage, sur les traits duquel la peau est en quelque sorte collée, donnent aux cholériques une physionomie saisissante. L'amaigrissement qui vient d'être signalé pour le visage, n'est ni moins rapide, ni moins prononcé pour les autres parties du corps; les saillies osseuses et musculaires sont fortement dessinées.

Les urines cessent de couler, bien que la vessie reste vide, comme on peut s'en assurer par la palpation et la percussion.

La voix est éteinte, non point comme dans les cas d'obstacle au passage de l'air dans le larynx, mais plutôt comme chez les malades dont l'expiration est insuffisante pour produire du son.

A ces phénomènes se joignent une anxiété précordiale des plus pénibles, une oppression toute particulière aux cholériques, un sentiment de chaleur intérieure vive, un besoin incessant de se découvrir et surtout d'éloigner de la poitrine tout ce qui la recouvre, une agitation, une angoisse extrêmes se manifestant par des mouvements continuels, par une expression d'effroi empreinte sur le visage.

Au milieu de ces désordres graves dans la circulation, la connaissance se conserve généralement intacte.

Le malade succombe souvent dans cette période, et quelquefois en très-peu de temps. Si, soutenu par une forte constitution et aidé par une médication convenable, il résiste à ces formidables symptômes, il arrive à la seconde période, qui va lui faire courir de nouveaux dangers.

Période de réaction. — Le pouls reparaît ou augmente de force; la peau se réchauffe, prend une couleur animée au visage; les vaisseaux se remplissent, puis souvent se gorgent de sang, surtout vers la face et la tête. Les crampes cessent en général, ainsi que les vomissements. Les selles persistent souvent, mais deviennent bilieuses; les urines reparaissent habituellement. L'injection des yeux persiste et augmente même dans certains cas. Ces organes sont encore excavés, mais à un degré moindre; la langue rougit, devient plus chaude, se sèche; quelquefois un assoupissement plus ou moins profond se déclare; une sueur chaude se répand sur le corps.

Tels ont été les principaux traits de la réaction normale; malheureusement, cette marche simple et favorable n'a pas été la plus commune. Diverses formes graves de réaction se sont montrées dans l'épidémie de 1849. Nous allons les passer rapidement en revue.

1.° *Réaction incomplète ou peu durable.* — Dans un très-grand nombre de cas, la réaction a été incomplète. La peau reprenait un peu de chaleur, le pouls reparaissait, mais il restait petit et faible, les urines ne reprenaient pas leur cours, la peau du visage n'était pas turgescente comme dans la réaction franche, elle était souvent rouge, mais d'un rouge sombre, un peu livide; les yeux restaient excavés; ou bien la réaction s'établissait bien, mais elle se perdait bientôt, et il reparaissait une partie des symptômes de l'algidité. Dans l'épidémie de 1832, M. Magendie avait noté l'existence de ces réactions incomplètes et signalé leurs dangers. Cette année, ce phénomène me paraît avoir été plus fréquent et non moins funeste.

2.° *État comateux.* — Dans ces cas, la réaction était prononcée; elle l'était même à un très-haut degré ; la turgescence vasculaire signalée ci-dessus était portée plus loin ; la face était vultueuse, les vaisseaux frontaux souvent gorgés de sang. Au moment où ces phénomènes se montraient, le malade tombait dans un état d'assoupissement d'abord léger, puis plus profond, qui devenait bientôt un véritable coma. Quelquefois, on pouvait tirer le malade de cet état en lui parlant ou en l'excitant de diverses manières ; mais il y retombait aussitôt. Dans quelques cas, l'assoupissement alternait avec un peu de délire. Dans un degré plus élevé ou plus avancé, on ne pouvait plus faire cesser cet état comateux, même pour un moment. Le coma s'est généralement accompagné de la dilatation des pupilles, mais ce phénomène n'a pas été constant. L'état comateux a été, dans l'épidémie actuelle, funeste à beaucoup de malades.

3.° *Symptômes cérébraux simulant la méningite.* — Des cholériques ont été pris, dans la période de réaction, d'un délire plus ou moins violent. Au début des accidents, on observait une irritabilité anormale des sens ; les malades étaient incommodés par le bruit et la lumière trop vive. Bientôt le délire se manifestait ; il était quelquefois tranquille, d'autres fois actif et bruyant. Les malades sortaient de leurs lits, s'agitaient sans cesse, criaient avec force, et, lorsqu'ils étaient dans un hôpital, troublaient sans relâche le repos des autres malades. On observait encore des grincements de dents, la roideur des membres, la fréquence du pouls avec chaleur de la peau. Ces accidents cérébraux, lorsqu'ils étaient montés à un certain degré, étaient plus graves encore que les accidents comateux décrits tout à l'heure.

4.° *État typhoïde.* — Quelques jours après l'établissement d'une réaction qui a semblé bonne, on voit la langue rougir, se dessécher ; la soif reparaît ordinairement, mais n'est pas constante. La diarrhée continue ou reprend si elle avait cessé ; elle amène des matières bilieuses jaunâtres ; il s'y joint quelquefois des vomissements ; les gencives et les dents deviennent fuligineuses, les narines pulvérulentes, les paupières chassieuses; l'injection passive des yeux ne se dissipe pas. La face est d'un rouge un peu livide, sans expression. Les sens sont émoussés, l'ouïe surtout. Peau quelquefois chaude, quelquefois presque froide. Pouls souvent très-accéléré ; amaigrissement progressif arrivant aux dernières limites ; dans les derniers temps, escarrhes au sacrum et sur les trochanters. En un mot, le tableau de cette forme de réaction est le tableau de la fièvre typhoïde.

Dans le courant de cette forme de réaction, il se manifeste souvent un délire tranquille, alternant avec un demi-coma ; quelquefois aussi un délire violent, comparable à celui que je décrivais tout à l'heure.

J'ai vu cet état se prolonger un mois chez une femme de 60 ans, et sept semaines chez une fille de 16 ans, orpheline à l'hospice Saint-Jacques : toutes deux succombèrent.

Bien que le choléra parcoure, dans le plus grand nombre des cas, ses diverses périodes dans un temps à peu près égal (de 24 à 75 heures), il est des cas qui s'écartent beaucoup de la durée moyenne et qui forment des limites très-larges. Dans l'épidémie que nous venons de traverser, la limite inférieure a été de 4 à 5 heures, sauf exceptions très-rares. La durée de la maladie de la fille qui mourut au 49.e jour dans l'état typhoïde, me semble constituer la limite supérieure.

Il peut encore, dans la réaction du choléra, se présenter des accidents divers ayant leur siége dans différents organes importants. Parmi ces accidents, je signalerai la pneumonie que j'ai eu occasion de rencontrer quelquefois. Cette complication est fort grave et demande la plus grande attention.

OBSERVATION.

Choléra terminé par un état typhoïde. Mort après 49 jours de maladie.

Harrouet (Louise), orpheline, âgée de 16 ans, d'une constitution moyenne, d'un caractère difficile, était atteinte de diarrhée depuis quatre jours, lorsqu'elle entra, le 10 octobre, dans la salle Sainte-Agnès, n.° 18. Elle avait une diarrhée abondante, séreuse, donnant lieu à 15 ou 18 évacuations alvines dans les 24 heures. Son visage exprimait une certaine anxiété; ses yeux, légèrement excavés, donnaient des craintes sur les suites de la maladie, bien que la peau fût chaude, le pouls assez bon et qu'il manquât une grande partie des symptômes du choléra confirmé.

Il y eut peu de changement dans l'état de la malade jusqu'au 13 octobre. Dans cet intervalle, le traitement consista dans les moyens suivants : potions gommeuses avec 10 gouttes de laudanum de Sydenham, huitièmes de lavements avec amidon et 5 gouttes du même laudanum ; autres lavements avec nitrate d'argent cristallisé 15 centigrammes, eau distillée 125 grammes. Eau gommée, cruchons d'eau chaude dans le lit, cataplasmes sinapisés, tantôt sur le ventre, tantôt sur les membres inférieurs, infusion chaude de tilleul. Elle prit quelques cuillerées de bouillon de poulet.

Le 13, septième jour de la diarrhée, invasion du choléra avec ses symptômes les plus graves : selles fréquentes et blanches, vomissements répétés de matières aqueuses. Peau froide, pouls très-petit, teinte violacée sur presque toute la surface de la peau, mais bien plus prononcée aux mains et à la face ; yeux profondément excavés, visage amaigri ainsi que tout le reste du corps ; oppression des plus pénibles, anxiété, agitation extrême, mouvements incessants pour repousser les couvertures ; voix altérée, mais criarde ; refus de toute espèce de médicaments et de boissons.

Tel fut son état le 13. Le 14 et le 15, il n'y eut d'autre changement important que l'effacement complet du pouls. Les moyens de traitement furent, dans ces deux jours : une potion avec 15 gouttes d'éther sulfurique, 15 grammes de vin de Malaga, un second lavement avec nitrate d'argent comme ci-dessus, des vésicatoires à l'épigastre, aux jambes et aux cuisses, des sinapismes aux pieds et aux genoux, des bouteilles d'eau chaude dans le lit ; l'eau de seltz et l'eau froide pour boisson.

Tous les médicaments sont pris très-irrégulièrement par la malade, qui, de plus, arrache ses vésicatoires et ses sinapismes.

Le 16, 4.e jour du choléra, même état à peu près. Le pouls a reparu, mais il est très-faible ; la peau a repris de la chaleur ; la langue commence à rougir et à se sécher un peu ; coloration d'un rouge vineux à la face.

Prescription : Diète ; eau froide ; cataplasmes sinapisés.

Du 16 au 20, même état à peu près ; la diarrhée continue ; le facies est toujours mauvais ; les yeux excavés ; la peau des mains médiocrement chaude ; le pouls s'accélère sensiblement.

A partir du 20, 8.e jour du choléra, l'aspect typhoïde est très-prononcé ; prostration, stupeur des traits ; visage d'un rouge sombre ; fièvre continue ; pouls entre 96 et 110, toujours petit et faible ; agitation surtout la nuit ; prostration dans les intervalles ; langue rouge et sèche ; ventre sonore quoique assez plat ; diarrhée moins séreuse ; un peu de bile dans les selles ; toux assez fréquente ; point de râle dans la poitrine ; fuliginosités sur les lèvres et les dents. Les vomissements ont cessé ; l'excavation des yeux persiste ; de temps en temps hoquet fatigant.

L'état de la malade reste tel du 20 au 25, sauf quelques variations peu importantes. Quelques miettes de massepain, quelques cuillerées de lait, l'eau froide, une potion avec 15 grammes de sirop d'éther, l'eau de seltz, constituent la seule médication intérieure dans ce laps de temps. On y ajoute le topique de Worms en applications sur le front et les tempes.

Du 26 au 28, augmentation de l'agitation, très-forte le jour, mais plus forte la nuit, et telle alors que le repos de la salle en est extrêmement troublé. Rougeur des conjonctives; chassie sur les paupières; décubitus dorsal.

Même prescription : Collyre au sulfate de zinc.

Le 29, 16.e jour, peau d'un rouge un peu violacé sur la région sacrée.

Le 30 et le 31, un peu d'amélioration; la malade exprime quelques désirs : elle demande du pain beurré et de la bouillie de blé noir frite; il lui est permis d'en prendre quelques miettes; et elle en prend une quantité insignifiante.

Du 1.er au 4 novembre, continuation de la diarrhée qui n'a jamais cessé; quelques selles involontaires.

Langue moins sèche et moins rouge.

Le 4 novembre, 22.e jour, physionomie un peu meilleure, quelques moments d'une demi-gaîté, humeur un peu moins chagrine.

Prescription : un œuf, quelques miettes de pain, quelques cuillerées de lait.

Le 7 novembre, 25.e jour, à 8 heures du soir, la malade est prise d'un délire des plus violents. Elle veut sortir du lit, casser les vitres, elle meut sans cesse ses bras, crie et grince des dents.

8 sangsues derrière les oreilles, cataplasmes sinapisés aux membres inférieurs.

Le 8, continuation du délire au même degré de violence; mouvements incessants; face et front congestionnés; tête brûlante; pupilles un peu dilatées; battement exagéré des carotides; pouls à 115. — La malade ne cesse de parler et a, par suite, la voix très-enrouée.

Du 8 au 12, le délire continua avec la même violence; 3 autres applications de 10 et 12 sangsues furent faites à la base du crâne; enfin le calme revint, et la malade ne présenta plus que les symptômes d'une fièvre typhoïde avancée.

Du 20 au 25, assez de lucidité dans l'intelligence; retour à la mauvaise humeur habituelle de la malade; amaigrissement extrême; augmentation des escarrhes; décollement partiel de quelques-unes d'entre elles.

On lave les escarrhes avec le vin aromatique étendu

d'eau; on les recouvre d'onguent styrax mitigé — On varie les positions de la malade.

Le 30 novembre, après 49 jours de maladie, l'affaiblissement et l'amaigrissement sont poussés au plus haut point. — La diarrhée continue, la langue est rouge et lisse; quelques grincements de dents ont lieu. Oppression, râle trachéal. Mort à 11 heures du matin.

Nécropsie, 22 heures après la mort. — Aspect extérieur : le cadavre est dans un véritable état de dessèchement; la roideur cadavérique a persisté longtemps.

Tube digestif. — Pointillé rouge et injection capilliforme sur la muqueuse de l'estomac, quelques points du duodénum; muqueuse saine dans la partie supérieure du jéjunum; rougeur sur le sommet des valvules conniventes dans le tiers inférieur de cet intestin.

Rougeur vive de la membrane muqueuse de l'iléon, avec mucosités adhérentes à la surface; absence de l'éruption de boutons qu'on trouve si confluents dans cet intestin chez la plupart des cholériques. Plaques de Peyer non apparentes; rougeur vive avec pointillé dans une grande partie des gros intestins; ecchymoses sur plusieurs points du colon et du rectum; ouvertures de cryptes semées sur une partie de ces intestins, sans saillies des follicules.

La muqueuse du rectum présente, en outre, une hypertrophie mamelonnée analogue à celle qu'on trouve chez certains dysentériques.

Foie. —Un peu volumineux, médiocrement gorgé de sang.

Rate. — Petite, rouge, peu imprégnée de sang.

Poumons. — Légèrement engoués à leurs parties postérieures.

Cœur. — Quelques petits caillots cruoriques entremêlés de fibrine dans ses cavités droites.

Cerveau. — Caillot fibrineux dans le sinus longitudinal supérieur, se prolongeant un peu dans les latéraux, non adhérent à leurs parois. Dure-mère opaque. Autres membranes transparentes, fines, non infiltrées, ne s'enlevant pas facilement.

Substances cérébrales légèrement injectées.

(*Observation recueillie par M. Logereau, élève interne.*)

Réflexions. — Dans cette observation, je ferai ressortir, pour le moment, l'analogie de symptômes et de marche qu'elle a présentée avec la véritable fièvre typhoïde. Quant aux lésions cadavériques, nous aurons occasion d'y revenir plus tard.

Taches noires de la sclérotique. — Entre la description des symptômes, que je viens de terminer, et celle des lésions cadavériques, à laquelle je vais arriver tout à l'heure, il me paraît à propos de parler d'un symptôme de l'agonie que j'ai eu occasion d'observer plusieurs fois dans l'épidémie actuelle, et qui déjà avait été remarqué dans celle de 1832. — Je veux parler des taches noires de la sclérotique.

Observations.

Le nommé J., âgé de 60 ans, pauvre manœuvre, mal logé, mal nourri, d'une constitution assez délicate, était affecté de diarrhée séreuse depuis 24 heures à peu près. Il demeurait sur la chaussée de la Magdeleine, au milieu d'un des centres de l'épidémie.

Dans la nuit du 8 au 9 juin 1849, il fut pris de vomissements aqueux abondants; la diarrhée augmenta beaucoup; des crampes se manifestèrent dans les jambes et dans les bras; en très-peu de temps l'algidité s'établit et fit des progrès effrayants, de telle sorte que le 9 juin, au matin, le refroidissement glacial de la peau, l'effacement complet du pouls, l'oppression cholérique poussée au plus haut point, l'extinction totale de la voix, joints aux autres phénomènes de l'algidité, faisaient pressentir une mort prochaine.

Les conjonctives étaient sur quelques points le siége d'une injection passive. De plus, on voyait sur la sclérotique à la partie inférieure du globe oculaire, un peu au-dessous de la cornée, et à chaque œil, une tache noire de 3 à 4 millimètres, devenant moins foncée et grisâtre à la circonférence. La sclérotique entière semblait desséchée et offrait un aspect cadavéreux.

Cet homme vécut encore 2 heures, à partir du moment où j'avais constaté l'existence de ces taches.

Le nommé R., marchand de cendres, âgé de 56 ans environ, peu aisé, habitant une chambre sombre, mal aérée, de la cour Brelet, chaussée de la Magdeleine, fut pris, dans la nuit du 7 au 8 juin, après une diarrhée préliminaire de courte durée, de tous les symptômes du choléra algide, symptômes que je n'énumérerai point ici. Un traitement composé de quelques infusions excitantes, alternant avec des boissons froides prises en petite quantité pour étancher la soif; de vésicatoires nombreux placés sur le thorax, l'épigastre, les membres inférieurs; de sinapismes, de moyens caléfacteurs fut prescrit et administré sans succès. La réaction ne put être obtenue, et le malade succomba dans la soirée du 8.

Quatre heures avant sa mort, une zone noire transversale de 2 millimètres de largeur sur 5 à 6 de longueur, et ayant son siége sur la sclérotique, formait à peu près un quart de cercle au-dessous de la cornée qui la délimitait en haut. Cette tache se montrait aux deux yeux et à peu près sous la même forme; la sclérotique était sèche et sans éclat.

Le même phénomène s'est manifesté sur deux cholériques du service dont je suis chargé à l'hôpital général de Saint-Jacques depuis le 1.er octobre. Voici le résumé de ces deux observations fournies par M. Logereau, élève interne.

Daraule, Mélanie, âgée de 7 ans, admise dans la salle de la Providence comme épileptique, y fut prise, le 2 octobre 1849, d'une fièvre typhoïde caractérisée par les symptômes suivants : fièvre continue; peau chaude et sèche; diarrhée bilieuse; léger météorisme du ventre; sécheresse et enduit saburral sur la langue; stupeur peu prononcée; visage d'un rouge obscur; symptômes de bronchite.

Dans ce moment, l'hôpital général était sous le coup d'une violente recrudescence de l'épidémie cholérique; tous les services fournissaient des victimes à ce fléau.

Le 10 octobre, à deux heures du matin, la diarrhée devint séreuse et abondante; des vomissements aqueux se montrèrent presque aussitôt ; les selles devinrent involontaires ; les symptômes de l'algidité se montrèrent bientôt.

A la visite (sept heures du matin), pouls tout à fait effacé ; coloration d'un violet clair sur toute la surface de la peau, surtout au visage, aux avant-bras et aux mains ; yeux profondément excavés, peau glacée, sans élasticité, continuation des vomissements et des selles, ces dernières involontaires ; anxiété précordiale.

Le traitement fut ainsi dirigé : infusions chaudes alcoolisées, alternant avec quelques gorgées d'eau froide, vésicatoires sur l'épigastre et sur les membres, fumigations de vinaigre ; boules d'eau chaude dans le lit ; frictions avec un liniment contenant 1/5 d'ammoniaque.

Il y eut, à la fin de la première journée, un certain degré de réaction manifesté par le retour du pouls. Le même traitement fut continué, et la malade, contre toute attente, résista jusqu'au 12.

Ce jour, à cinq heures du matin, absence du pouls ; peau médiocrement froide, mais sans élasticité ; oppression extrême ; facies cadavérique ; deux taches noires sur la partie inférieure de la sclérotique de l'œil gauche, au point où celle-ci se réunit à la cornée ; une tache semblable dans la même position à l'œil droit.

A six heures et quart, la malade était morte.

A l'autopsie les taches avaient beaucoup augmenté ; une grande partie de la sclérotique offrait cette teinte noire ; dans le reste de son étendue elle était grisâtre ; elle était du reste tout à fait desséchée, et il était évident que les taches noires et grises étaient dues à sa transparence accidentelle, qui permettait de voir, à travers, la teinte de la choroïde.

La nommée Louise Meulor, âgée de 18 ans, infirmière à l'hospice Saint-Jacques, salle Sainte-Agnès, est atteinte le 8 octobre 1849, d'une congestion pulmonaire, bientôt suivie de pneumonie sous l'influence d'une époque menstruelle interrompue.

Le choléra régnait ; elle est prise le 10, de diarrhée

séreuse, et le 11, des symptômes du choléra algide le plus intense : peau glacée; pouls très-petit et promptement effacé, teinte d'un violet clair aux mains et au visage; coloration plus foncée autour des yeux qui sont excavés, et aux lèvres qui sont tuméfiées d'une manière assez sensible; coloration pâle, terne, plombée sur le reste des téguments; la peau des mains conserve son élasticité les deux premiers jours, et ne la perd que le jour de la mort. Oppression ; anxiété; agitation extrême ; la malade, toujours échevelée, se jette incessamment à droite et à gauche, cherche l'air comme une personne près d'étouffer ; la voix est éteinte; la sécrétion des urines suspendue; les évacuations alvines involontaires pendant presque tout le cours de la maladie, composées d'une sérosité trouble où nagent des grumeaux blanchâtres ; vomissements aqueux ; soif vive ; crampes, contre l'ordinaire, plus fortes le jour de la mort que les deux premiers jours.

Le traitement conseillé est le même à peu près que pour la malade précédente ; il est appliqué d'une manière moins suivie, parce qu'elle éprouve une grande répugnance pour tous les moyens prescrits, et se refuse souvent à leur administration.

14 octobre, sept heures du matin, aucune réaction n'a été obtenue; peau froide, recouverte d'une sueur visqueuse, offrant çà et là, sur différents points, des vergetures violacées; langue froide; continution des selles toujours involontaires; pouls toujours effacé; les *sclérotiques* offrent aux deux yeux une *coloration brunâtre*, mais pas de taches circonscrites.

A 7 heures 3/4, la malade succombe. La nécropsie est faite aussi bien que celle de la précédente, mais ce n'est point ici le lieu d'en donner les détails.

Réflexions. — Le phénomène sur lequel j'ai voulu appeler l'attention, en donnant un résumé des quatre observations précédentes, est la formation, pendant la vie, chez les cholériques, de taches noires sur la sclérotique. Ces taches étaient très-marquées dans les trois premiers cas; dans le 4.e, il n'y avait pas de taches circonscrites, mais une coloration brunâtre du blanc de l'œil.

Ces taches, déjà observées dans l'épidémie de 1832, m'ont paru assez communes cette année. Les médecins que j'ai eu occasion de questionner sur leur présence m'ont dit cependant ne les avoir pas observées.

Cette modification dans les membranes extérieures de l'œil, résultat d'une sorte de transformation cadavérique anticipée, se montre quelquefois, en effet, sur le cadavre; rencontrée sur le vivant, elle annonce une mort très-prochaine.

Sa cause physique, comme l'a établi M. le docteur Bally (12.e vol. des Mém. de l'Acad. de Méd.), et comme cela est, du reste, assez évident, consiste dans le dessèchement de la sclérotique, qui alors devient transparente et laisse apercevoir la couleur de la choroïde.

Ces taches, une fois développées, s'accroissent assez rapidement jusqu'à la mort; après celle-ci, elles croissent encore et arrivent à couvrir la plus grande partie de la sclérotique.

Lésions cadavériques.

Nous étudierons successivement celles qui se montrent chez les sujets morts dans l'algidité et celles qui suivent une période de réaction plus ou moins longue.

Lésions présentées par les sujets morts algides.

État extérieur. Conservation de la chaleur des cadavres.— On a noté, dans l'épidémie de 1832, la propriété qu'offraient les cadavres des cholériques morts algides de conserver longtemps la chaleur. J'ai plusieurs fois, cette année, constaté la réalité de cette assertion, qui se trouve notamment confirmée par le fait suivant recueilli avec beaucoup de soin par M. Logereau, élève interne à l'hospice Saint-Jacques.

Observation. — Cosset, Marie, veuve Bessier, âgée de 86 ans, admise au rang des indigentes de l'hospice Saint-Jacques, le 28 novembre 1849, au moment d'une recrudescence cholérique dans cet établissement, fut presque immédiatement prise de diarrhée qui, après trois jours de durée, céda à des quarts de lavements laudanisés. Le 6 décembre, retour de la diarrhée séreuse, bientôt suivie de tous les symptômes du choléra algide le plus intense. — En quelques heures, prostration extrême, visage profondément altéré, yeux ternes, excavés, refroidissement de la peau, pouls filiforme et irrégulier, voix cassée.

Prescription: Excitants divers a l'intérieur et à l'extérieur.

La nuit suivante, râle trachéal; connaissance conservée. Mort, le 7 décembre, à quatre heures du matin.

État de la température du corps à des heures diverses de la journée et dans la matinée du lendemain.

Le 7, à dix heures du matin, six heures après la mort. — Chaleur conservée à la poitrine, au ventre, aux cuisses, aux parties internes des jambes, un peu de chaleur au visage, pieds froids.

A midi, huit heures après la mort. — Les cuisses se sont refroidies, excepté à leur partie supérieure, plus à gauche qu'à droite; chaleur du tronc à peu près comme ci-dessus.

Le thermomètre étant à 11 ° centigrade, a été mis et laissé 5 minutes dans le fond de la bouche, où il s'est élevé à 20 ° ; entre les grandes lèvres, il s'est élevé, en 3 ou 4 minutes, à 25 °. Roideur cadavérique.

A trois heures du soir, onze heures après la mort. — Encore un peu de chaleur aux deux côtés de la bouche; poitrine froide à sa partie antérieure, chaude sur les côtés, surtout sous les aisselles; plus de chaleur à droite qu'à gauche; il en est ainsi du reste du corps: chaleur assez conservée au ventre et aux lombes; les membres sont froids à peu près dans toute leur longueur. Le thermomètre, dans la bouche, a monté de 10 ° à 17 °; entre les grandes lèvres, à 21 ° ; la chaleur est conservée tout autour des parties génitales.

A six heures du soir, quatorze heures après la mort. — Visage froid, mais non glacé ; col froid, excepté dans le triangle sus-claviculaire où il reste un peu de chaleur; il en reste davantage sous les aisselles, à l'épigastre, dans la fosse iliaque droite, aux grandes lèvres et à la symphyse du pubis, à la région lombaire et un peu dans la région dorsale.

Ascension du thermomètre : Dans la bouche, de 10 ° 1/2 à 15 ° ; entre les grandes lèvres, de 14 ° à 19 °.

Le 8, à cinq heures et demie du matin, trente-cinq heures et demie après la mort. — Il existe sinon un peu de chaleur relative, du moins une nuance inférieure de froid aux aisselles, surtout à droite, autour des parties génitales, à la région lombaire.

Ascension du thermomètre : Dans la bouche, de 9 ° à 11 ° ; entre les grandes lèvres, de 10 ° 1/2 à 13 °, en deux minutes dans chaque expérience.

Rigidité cadavérique conservée, mais à un moindre degré.

Le 8, à neuf heures, trente-neuf heures après la mort.— Le dessous de l'aisselle droite n'est pas aussi refroidi que le reste du corps.

Nécropsie faite à ce moment. L'intérieur des cavités thoracique et abdominale n'est pas complétement refroidi.

Tube digestif rempli, dans la plus grande partie de son étendue, d'un liquide blanchâtre, avec légère nuance vert-clair. Coloration rosée, presque uniforme de toute la muqueuse gastro-intestinale jusqu'à la valvule iléo-cœcale. Quelques plaques de Peyer un peu saillantes dans le tiers inférieur de l'iléon. Éruption boutonneuse abondante dans la moitié inférieure de cet intestin ; les petites élevures qui constituent cette éruption presque confluente et qui paraissent être des follicules engorgés, sont d'une couleur grisâtre tranchant sur le fond rosé de l'intestin. La muqueuse du gros intestin offre un peu d'injection dans quelques points.

Foie gorgé de sang, vésicule pleine d'une bile assez claire, de couleur vert-pré.

Rate normale, quant à son volume ; son tissu un peu ramolli et d'un rouge vineux.

Poumons gorgés de sang, engoués dans une partie de leurs régions postérieures.

Cœur. Caillot fibrineux dans l'oreillette droite, caillots cruoriques et sang semi-liquide, poisseux, dans cette cavité et dans le ventricule droit ; cavités gauches presque vides, contenant néanmoins quelques gouttes de sang liquide; tissu du cœur un peu ramolli.

Cette observation, relativement à l'objet pour lequel je l'ai rapportée, démontre la réalité de l'assertion émise dès 1832, à savoir que la chaleur des cholériques morts algides se conserve longtemps.

Elle démontre aussi la persistance souvent observée de la rigidité cadavérique dans les mêmes circonstances; mais elle contredit cette autre assertion émise, que la chaleur disparaît quand la rigidité commence; d'autres particularités sont encore à noter dans l'état extérieur des cadavres de cholériques morts dans la période de cyanose:

1.° L'amaigrissement extrême, malgré la brièveté de la maladie; les saillies osseuses et musculaires sont très-prononcées;

2.° L'existence de taches violacées aux oreilles, autour des yeux, de la bouche, aux ongles, et sur diverses autres parties de la surface tégumentaire;

3.° L'indication des vaisseaux veineux sous la peau, soit par une certaine saillie, soit par une simple traînée bleuâtre;

4.° La diminution graduelle de la cyanose après la mort, diminution qui se fait plus rapidement aux membres inférieurs qu'aux membres supérieurs, comme cela avait déjà été observé dans l'épidémie de 1832.

Conservation de certains mouvements musculaires après la mort. — On a signalé, dans l'épidémie de 1832, la conservation de certains mouvements musculaires sur les cadavres de quelques cholériques avant l'établissement de la rigidité; il est notamment question, dans un rapport fourni à l'Académie de Médecine, par MM. Alibert, Boudart, Dalmas, Dubled et Soudres, du cadavre d'un vieillard sur lequel on vit les bras écartés du corps revenir spontanément à leur première position, et, pendant ce mouvement, les poignets passer successivement de la pronation à la supination, comme cela pourrait être sous l'influence de la volonté. Des excitations artificielles diverses renouvelaient à volonté ces contractions. Je n'avais point encore connaissance de ces faits, quand je fus à même d'observer le suivant :

Le 17 octobre dernier, on me demanda un certificat de décès pour un des frères instituteurs des sourds-muets, qui venait de mourir du choléra, il y avait une heure et demie au moins, dans le local de l'école de Saint-Jacques ; n'étant pas le médecin de ce service et n'ayant pas vu le malade, je me rendis, pour constater le décès ; le corps était couvert d'un drap ; les signes ordinaires d'une mort récente existaient, y compris la cessation des battements du cœur que je cherchai longtemps et en vain à percevoir par l'auscultation ; mais il existait, à intervalles assez courts, dans différents doigts et particulièrement dans les pouces et indicateurs, des mouvements alternatifs très-évidents de flexion et d'extension. Ces mouvements s'opéraient avec lenteur, mais n'étaient pas séparés par de grands intervalles ; ils étaient tout à fait spontanés, aucune stimulation directe ou indirecte n'avait été exercée sur les nerfs. Bien que la mort me parut incontestable, je conseillai d'envelopper le cadavre d'une couverture ; je fis découvrir le visage et j'ajournai la rédaction du certificat de décès. J'appris, le lendemain, que les mouvements signalés ci-dessus avaient persisté encore pendant deux heures et demie (en tout quatre heures) ; que la rigidité s'était établie dans les autres parties des membres pendant la durée de ces mouvements partiels.

Je ne chercherai pas l'explication de ce singulier phénomène, me contentant de faire remarquer une circonstance de la symptomatologie du choléra, qui peut mettre sur la voie ; c'est le contraste qui existe, en général, chez les cholériques algides entre les fonctions du cœur et celles du cerveau, les premières languissantes, presque éteintes, alors que les autres sont encore fort actives.

Lésions intérieures. Altération des tissus musculaire et osseux. — Le tissu musculaire, sur la plupart des cholériques morts dans l'algidité, était mou, friable, poisseux, d'un rouge violacé. Le tissu spongieux des os était aussi le siége d'une injection sanguine, qui lui donnait une coloration rouge, très-différente de la coloration rose de ce tissu dans les cas ordinaires; cet état des muscles et des os, résultant de la stase sanguine est, aussi bien que l'engorgement sanguin des parenchymes, dont je parlerai tout à l'heure, le résultat de l'asphyxie.

Tube digestif. — La membrane muqueuse gastro-intestinale a présenté, le plus souvent, une injection générale, qui lui donnait, sur toute la longueur du tube digestif, une coloration quelquefois rougeâtre, plus souvent rose ou hortensia; dans certains cas, cette coloration n'était point générale et n'occupait que quelques parties de la muqueuse gastro-intestinale. Je l'ai vue sur quelques sujets affecter seulement le sommet des valvules conniventes. Cette coloration était quelquefois uniforme et ne laissait point apercevoir les ramifications vasculaires; d'autres fois, elle était évidemment constituée par une injection plus ou moins fine, qui pouvait n'être rendue sensible que par un certain degré de distension de l'intestin. Parfois, il existait au milieu des taches rouges quelques points noirâtres, ecchymotiques.

Les plaques de Peyer étaient le plus souvent engorgées, mais beaucoup moins volumineuses, beaucoup moins rouges que dans la fièvre typhoïde, et ne présentaient pas d'ulcérations. Ces plaques, souvent nombreuses dans le cœcum, se rencontraient ordinairement dans toute la longueur de l'iléon et quelquefois dans la partie inférieure du jéjunum. Ces plaques étaient grises ou blanchâtres, moins souvent rouges; leur coloration, comparée à celle de la surface muqueuse, était habituellement d'une nuance plus claire, rarement d'une nuance plus foncée.

Une éruption boutonneuse, très-abondante, presque confluente, se montrait, en outre, en saillie, sur la plus grande partie de la muqueuse des petits et gros intestins. L'iléon, sur quelques sujets, en était, en quelque sorte, farci. Le gros intestin et le jéjunum en contenaient un peu moins en général. Sur certains cadavres, l'éruption était abondante depuis le commencement du jéjunum jusque vers la fin du colon.

Chose singulière, cette éruption, si considérable sur un grand nombre de sujets, a manqué sur d'autres presque totalement et même totalement. Elle m'a paru manquer beaucoup plus souvent à la fin qu'au début de l'épidémie; et cependant cette absence de l'éruption n'était nullement l'indice d'une diminution dans la gravité de la maladie; car, les cas observés dans les dernières recrudescences étaient tout aussi graves, tout aussi foudroyants que ceux des premiers temps.

Ces petits corps, tantôt gris ou blanchâtres, tantôt rouges ou rosés, sont quelquefois en harmonie, quelquefois en désaccord de couleur avec la membrane sur laquelle ils reposent. Leur volume est très-variable; parfois c'est celui d'un grain de millet; dans d'autres cas, un volume beaucoup plus petit. Sur un certain nombre d'entre eux, surtout dans le gros intestin, il existe manifestement un pertuis central. Sur aucun je n'ai vu les vésicules indiquées par quelques auteurs. Incisés avec le scalpel, ils m'ont paru pleins et d'une densité moyenne. On les a considérés comme des follicules hypertrophiés, ou comme des papilles tuméfiées, ou comme des papules indépendantes de ces éléments anatomiques. Je ne prétends point déterminer leur nature si controversée; je dirai, néanmoins, que la forme de ces élevures, le pertuis observé sur quelques-unes, rendent plus probable, pour moi, la première des hypothèses énoncées ci-dessus.

Le tube digestif contient, dans toute son étendue, une grande quantité d'un liquide séreux, plus ou moins trouble, analogue à celui des évacuations alvines, mais, plus souvent que lui, teint par une petite proportion de sang et ressemblant alors à l'eau qui a servi à la macération des chairs; la surface de la muqueuse intestinale est, en général, tapissée par une substance plus épaisse, crémeuse, qui semble déposée par le liquide avec lequel elle est en contact.

Nous avons trouvé souvent, dans diverses parties du tube intestinal, un assez grand nombre de lombrics et de trichocéphales, quelquefois isolés, d'autres fois roulés en pelotes.

Les ganglions mésentériques étaient rosés et un peu

volumineux sur plusieurs cadavres, mais non dans la généralité, et toujours beaucoup moins gros que dans la fièvre typhoïde.

Encéphale. — Sinus vides dans plusieurs cas, contenant, dans d'autres, des caillots minces, tantôt cruoriques, tantôt composés à la fois de cruor et de fibrine, ne remplissant pas leurs cavités. Méninges très-injectées d'un sang noir demi-liquide, ordinairement infiltrées et se séparant facilement de la substance du cerveau, saines d'ailleurs, sans opacité, sans friabilité anormale. Point d'exsudation dans la pie-mère, quelquefois sérosité en quantité modérée dans l'arachnoïde cérébrale et rachidienne.

Cœur ordinairement flasque, d'un tissu friable, contenant dans ses différentes cavités une grande quantité de sang noir demi-liquide, des caillots cruoriques mous et quelquefois des caillots fibrineux. Sur deux sujets, dont la mort très-rapide avait semblé déterminée par des syncopes, les deux cavités droites contenaient un caillot fibrineux, très-gros, remplissant ces cavités et s'étendant, assez loin, pour l'un d'eux surtout, dans l'artère pulmonaire et dans les veines caves. Sur un autre cadavre, j'ai trouvé un caillot fibrineux volumineux, non adhérent, dans l'aorte descendante. Dans ce cas, un bruit de frottement manifeste avait été perçu par l'oreille appliquée à la partie postérieure et inférieure du thorax.

Système veineux, en général rempli de sang noir poisseux, que nous retrouverons partout. Ce sang abonde surtout dans les grosses veines, près de leur embouchure dans le cœur ; mais partout, aux membres comme ailleurs, en incisant les veines, on retrouve le même fluide, assez abondant, mais toujours dépouillé en presque totalité de sa partie séreuse.

Dans l'aorte et ses premières divisions, on trouve un peu de sang liquide, qui fait défaut ou est du moins très-rare dans le reste de l'arbre artériel.

Les poumons sont gorgés de sang noir, fluide, analogue à celui des veines ; ils en sont souvent pénétrés comme une éponge, et quand on les presse dans la main, après les avoir incisés, on voit sortir ce liquide avec peine, mais en assez grande quantité. Sur plusieurs sujets, on trouve un engouement pulmonaire séreux ou séro-sanguinolent, siégeant surtout vers les parties postérieures, quelquefois de l'hépatisation.

Foie gorgé de sang noir; son tissu quelquefois, mais pas constamment, friable; vésicule distendue en général par une grande quantité de bile, le plus souvent épaisse, visqueuse, vert bouteille, mais quelquefois plus liquide et d'un vert plus clair.

Rate généralement petite, sèche, contenant une très-faible quantité de sang.

Vessie rétractée le plus souvent et ne contenant point ou presque point d'urine, sauf des cas exceptionnels dans lesquels il y en avait une certaine quantité. Parois épaisses, tapissées à l'intérieur, le plus souvent, par une matière pultacée blanchâtre ou grisâtre, qui troublait le peu d'urine contenue dans l'organe. Cette matière pultacée, crémeuse, se retrouvait assez fréquemment dans les bassinets et les urétères. La substance corticale des *reins* était plus foncée en couleur qu'à l'état normal.

On a, en 1832, signalé la sécheresse des membranes séreuses et en particulier du péritoine. J'ai plusieurs fois constaté cette sécheresse, qui rend ces membranes visqueuses et les fait adhérer légèrement au doigt qui les touche.

Lésions cadavériques chez les sujets morts après ou dans la réaction. — Ces lésions, surtout lorsque la mort a été tardive, comme dans la réaction de forme typhoïde, se distinguent notablement de celles qui viennent d'être décrites.

Les phénomènes cadavériques appartenant à l'asphyxie ont cessé d'exister : on ne trouve plus les vaisseaux, ni les tissus gorgés de sang. On retrouve l'urine dans la vessie, les matières bilieuses ou fécales dans le tube digestif. Relativement aux phénomènes de rigidité cadavérique, de répartition de la chaleur sur le cadavre, on rentre ici dans la loi commune. Les poumons, le foie, ne sont plus, en général, aussi gorgés de sang ; ce liquide n'a plus le caractère spécial décrit plus haut. Ceci ne s'applique qu'au cas de mort tardive. Lorsque la réaction a peu duré, a été incomplète, on retrouve une partie des phénomènes de l'asphyxie.

Quant aux autres lésions, elles sont en rapport avec la nature des accidents de réaction observés.

A la suite de la réaction comateuse, on trouve une congestion sanguine considérable du cerveau et de la pie-mère.

Chez les sujets atteints de pneumonie, on trouve les lésions de celle-ci à leurs divers degrés.

Dans la réaction typhoïde, on devait s'attendre à trouver en général un engorgement prononcé des plaques de Peyer et des follicules isolés; cet engorgement, signalé dans l'épidémie de 1832, a été rencontré aussi dans l'épidémie actuelle, mais non constamment.

Chez un sujet mort à la suite de la réaction typhoïde, 49 jours après le début du choléra, et dont j'ai donné l'histoire plus haut, j'ai trouvé une rougeur vive, non pointillée, une injection capilliforme dans l'estomac et sur quelques points du duodénum, une rougeur sur le sommet des valvules conniventes dans le tiers inférieur du jéjunum, une rougeur vive de la membrane muqueuse de l'iléon, avec mucosités adhérentes à la surface, un pointillé rouge dans une partie des gros intestins, avec quelques ecchymoses peu étendues. Des orifices de cryptes étaient semés sur différents points de ces intestins, sans saillie apparente des cryptes eux-mêmes. Il n'y avait, sur ce sujet, aucune trace de l'éruption boutonneuse décrite plus haut; aucune plaque de Peyer n'était apparente.

Chez cette jeune fille, qui avait eu pendant plusieurs jours un délire violent, l'encéphale offrit seulement les particularités suivantes : caillot fibrineux dans le sinus longitudinal supérieur, se prolongeant un peu dans les latéraux, non adhérent à leurs parois ; dure-mère opaque, autres membranes transparentes, fines, non infiltrées, ne s'enlevant pas facilement, substances cérébrales légèrement injectées.

Dans le fait suivant, on retrouvera les lésions de la fièvre typhoïde combinées avec celles du choléra, chez un homme atteint par l'épidémie dans la convalescence de cette fièvre.

Observation.

Choléra chez un convalescent de fièvre typhoïde.—Flambard (Auguste), 23 ans, caporal de grenadiers au 47.e de ligne, constitution assez forte, tempérament lymphatique. Entré à l'Hôtel-Dieu le 6 avril, mort le 7 mai 1849.

Ce malade, en traitement pour une fièvre typhoïde grave, a eu, pendant le cours de cette maladie, une pneumonie intense qui a cédé aux saignées assez fréquemment répétées et à l'emploi de potions kermétisées.

Il était en convalescence depuis sept ou huit jours, lorsque le 6 mai, à quatre heures du soir, à la suite d'un écart de régime, il fut pris de vomissements et de diarrhée simulant au début une cholérine de médiocre intensité, au dire de l'élève interne qui donna les premiers soins au malade.

A huit heures du soir, son état s'était singulièrement aggravé. Peau froide, yeux excavés, face violacée, d'une couleur plus foncée autour des yeux et de la bouche; extrémités inférieures froides, peau dépourvue d'élasticité, cyanosée; figure inquiète, voix faible, cassée, pouls à peine sensible, vomissements aqueux, abondants, selles fréquentes, blanches, semblables à de la bouillie délayée, douleur à l'épigastre très-forte, oppression très-grande, anxiété, mouvements incessants pour chercher une position meilleure, douleurs lombaires très-fortes, pas de crampes, langue froide, soif très-vive.

Le malade nous dit que jusque-là il avait uriné.

Prescription : glace à l'intérieur, infusion chaude de camomille, bouillotes aux pieds et autour du corps, larges sinapismes sur l'épigastre et aux extrémités.

L'état du malade ne s'est point amélioré pendant la nuit, les vomissements et les selles n'ont pas diminué de fréquence, les urines se sont supprimées.

Le lendemain 7, le malade était entièrement froid; le pouls insensible; les battements du cœur s'entendaient à peine; l'oppression et l'anxiété étaient extrêmes. Il se plaignait à chaque instant d'être sur le point d'étouffer et ne pouvait supporter le poids des couvertures. Vomissements fréquents, augmentant incessamment cet état d'angoisse. Selles involontaires, tout à fait blanches ; cyanose de la face et des membres de plus en plus prononcée ; yeux entourés d'un cercle noirâtre et enfoncés dans leurs orbites ; peau sans élasticité.

Prescription : glace, boissons aromatiques comme ci-dessus.

Le malade est enveloppé d'une couverture, et un large vésicatoire est appliqué sur l'épigastre. Continuation des sinapismes aux membres.

A neuf heures, l'état du malade est désespéré ; les vomissements se sont arrêtés ; le malade a encore des nausées, mais fait en vain des efforts pour vomir. La peau ne se réchauffe pas ; la face est violacée, la voix éteinte ; la respiration s'embarrasse de plus en plus, des syncopes se manifestent, et le malade succombe à neuf heures et demie, à l'une de ces syncopes, conservant jusqu'au dernier moment ses facultés intellectuelles.

Nécropsie le 8 mai, environ vingt-quatre heures après la mort. Roideur cadavérique, larges ecchymoses sur le tronc et les membres.

Tube digestif. — Le tube digestif est légèrement injecté. L'estomac est distendu par un liquide transparent et incolore ; intestin injecté ; plaques de Peyer nombreuses, remontant assez haut ; celles de ces plaques qui entourent la valvule iléo cœcale et celles qui en sont peu éloignées présentent des ulcérations qui ont attaqué la première et quelquefois même la seconde tunique de l'intestin. Ces ulcérations paraissent en voie de cicatrisation. Sur la valvule et dans la portion qui l'entoure, l'intestin est semé d'une quantité prodigieuse de petits boutons gros comme des grains de millet, qui, par leur couleur blanchâtre, tranchent sur cette partie de l'intestin qui est d'un rouge livide. Ces boutons, quoique moins rapprochés, sont aussi très-nombreux dans le reste de l'intestin grêle et se montrent dans le gros intestin jusqu'au rectum.

Le liquide contenu dans l'intestin est bilieux pour les

parties les plus voisines de l'estomac, entièrement blanc dans le gros intestin et le bas de l'intestin grêle.

Ganglions mésentériques rougeâtres, légèrement engorgés; rate assez volumineuse, médiocrement ramollie; foie développé, vésicule remplie d'une bile assez fluide, vessie revenue sur elle-même, petite, vide d'urine.

Poumons crépitants, médiocrement engoués à leurs lobes inférieurs.

Les quatre cavités du cœur sont remplies de caillots fibrineux fortement organisés, mêlés à une petite quantité de caillots cruoriques et de sang noir demi-liquide.

Cerveau. — Rien de remarquable : un peu de sérosité entre les lames de l'arachnoïde et dans les ventricules.

Substances cérébrales un peu injectées.

Notons dans cette observation, recueillie par M. Davau, élève interne à l'Hôtel-Dieu :

1.° La naissance du choléra dans la convalescence d'une fièvre typhoïde, fait assez souvent observé et que j'ai vu fréquemment dans le service de militaires dont j'étais chargé à l'Hôtel-Dieu, au commencement de l'épidémie ;

2.° L'existence dans l'intestin de la double lésion du choléra et de la fièvre typhoïde;

3.° Le développement de caillots fibrineux dans le cœur, qui explique les syncopes des derniers moments et la mort instantanée qui en a été la suite.

Étiologie.

La nature de la cause spécifique qui se répand successivement sur presque toutes les parties du globe et y fait naître le choléra, est probablement inaccessible à nos moyens d'investigation. Il ne s'agit donc ici que de rechercher les circonstances qui, inhérentes aux individus ou à leur entourage, ont pu les préparer à subir l'influence de cette cause ignorée.

Parmi ces circonstances, je dois signaler les localités et notamment leur situation près ou loin des masses d'eau, l'élévation du sol, l'état météorologique, la condensation de la population, les sexes, les âges, les conditions sociales et les professions, l'insuffisance ou la mauvaise direction de l'alimentation, toutes influences de nature à agir comme causes prédisposantes, et d'autre part les émotions morales vives, les refroidissements, surtout soudains, les excès, qui agissent plutôt comme causes déterminantes.

Je terminerai par l'exposition de faits qui me paraissent propres à jeter quelque jour sur la transmission par contagion et par infection.

Localités. Voisinage des rivières et cours d'eau.—Dès 1832, beaucoup d'observateurs émirent l'opinion que le choléra se transmettait de préférence le long des fleuves, des rivières, des ruisseaux et sur le littoral de la mer, suivant une zone souvent étroite au-delà de laquelle le rayonnement épidémique n'avait point lieu. Sans attacher une importance exagérée à cette circonstance, je dois noter que, pour une grande partie de notre département, la prédilection de l'épidémie pour les contrées riveraines a paru assez évidente. Nantes, Ancenis, Paimbœuf, Varades, Chantenay, Rezé, Beautour dans la commune de Vertou, ont été particulièrement frappés par la maladie. Toutes ces localités sont riveraines de la Loire ou de la Sèvre.

A Nantes l'épidémie prend naissance sur le bord de la Loire, dans le quartier de l'Hermitage, là même où elle était née en 1832. Ce quartier, dans lequel je dois comprendre la Grenouillère de Chantenay, à cause de son voisinage et de sa solidarité avec le quartier de l'Hermitage pendant tout le cours de l'épidémie est, il est vrai, soumis à des conditions fâcheuses qui doivent être signalées. Il est habité généralement par une population indigente, mal nourrie, mal vêtue, mal logée; les maisons y sont étroites, mal ventilées; beaucoup manquent de latrines; des dépôts d'immondices sont placés près des maisons, dans des cours et des allées étroites; on y dépose incessamment des immondices nouvelles, des vidanges d'animaux, sur lesquelles sont souvent encore versées les eaux ménagères. Dans quelques misérables maisons, des chèvres partagent l'habitation commune. Il existe encore, dans ce quartier, une autre cause d'insalubrité : beaucoup de maisons et particulièrement celles qui sont placées sur les Garennes, dans le haut de la rue de l'Hermitage, sont adossées à un coteau sillonné par de nombreuses sources qui percent les murs et entretiennent, à l'intérieur, une humidité habituelle.

La Grenouillère, bornée d'un côté par un marais qui lui a donné son nom, et, de l'autre, située en contre-bas des chantiers de constructions, et par suite soumise à une stagnation des eaux pluviales, souvent viciées par les eaux ménagères de ces maisons, se trouve dans des conditions hygiéniques très-fâcheuses.

Enfin, ce quartier est voisin du port et en relation avec une nombreuse population de marins qui, dans des circonstances données, pourraient lui apporter des principes contagieux. Je signale ce fait bien que, tous renseignements pris, les traces de cette importation aient totalement fait défaut au début de notre épidémie. Est-ce l'insalubrité de la Grenouillère et du quartier de l'Hermitage qui a fixé d'abord la maladie dans ce quartier? Je ne voudrais point l'affirmer, car des conditions à peu près aussi mauvaises régnaient sur différents points de la ville. Mais il est bon de noter que deux fois la même épidémie a choisi cette même localité pour premier siége de ses ravages.

Après avoir sévi presque exclusivement sur ce quartier, l'épidémie a formé de nouveaux centres, dont les principaux avaient pour siéges les quartiers riverains de la Loire ou de l'Erdre (quartier des ponts, village de Barbin, Richebourg).

Je ne veux point exagérer la portée de cette influence. Les quartiers qui viennent d'être signalés sont habités par une population pauvre, soumise à toutes sortes de mauvaises conditions, et il faut faire à celles-ci une large part dans la propagation du fléau ; mais, cette part faite, il doit en rester une pour la situation locale, car si la maladie a frappé avec rigueur quelques quartiers de la ville autrement situés, mais également pauvres, comme la rue du Marchix, par exemple, il a sévi plus violemment encore sur le quartier des ponts (rue des Olivettes, chaussée de la Magdeleine, rue de Vertais, etc.).

Élévation du sol. — L'habitation, sur un sol peu élevé, a été considérée généralement comme une condition favorable au développement du choléra. Cette influence se confondant souvent avec la situation riveraine, il est difficile de faire le départ de l'une et de l'autre de ces conditions; mais je dois dire qu'à Nantes l'élévation du sol m'a paru peu influer sur le nombre des cas de choléra, non plus que sur le nombre des décès. Les coteaux très-voisins de la Loire ont été frappés avec une grande violence. Tel a été le coteau de l'Hermitage, qui a partagé le sort des rues basses qui l'avoisinent; tel le coteau de Saint-Jacques si merveilleusement situé au point de vue de l'aération facile, et sur lequel l'Hospice général, dont les conditions hygiéniques sont excellentes, a été beaucoup plus que décimé par le fléau épidémique, — tel encore, dans l'arrondissement d'Ancenis, le coteau de Varades aussi bien frappé que la vallée voisine. (1)

État météorologique avant et pendant l'épidémie. — Avant de commencer cet article, qu'il me soit permis de mentionner le concours obligeant et si éclairé de M. Huette, directeur de l'Observatoire de Nantes, dont les notes m'ont permis d'établir les rapprochements qui vont suivre.

Les deux premiers mois de l'année ont été remarquables par le peu d'abaissement de la température, par l'élévation de la colonne barométrique, par la petite quantité de pluie. En février, il y eut quelques jours de gelée; mais dans ce mois, 19 jours sur 28, furent marqués par un temps doux et beau, — en résumé, peu d'hiver. En mars, quelques jours de gelée et de neige, une pluie plus abondante que les mois précédents.

En avril, mois de l'invasion de l'épidémie, abaissement prononcé du baromètre; pluies assez abondantes; 2 jours de gelée, 2 de neige, 8 de grêle. Le 20 et le 21, veille et jour de l'invasion de l'épidémie, il y eut une température basse, avec gelée blanche.

En mai (période d'accroissement de l'épidémie), les jours

---

(1) M. le docteur Mareschal a commencé une statistique dont il croit pouvoir tirer la conclusion formelle que les lieux bas sont plus que les autres exposés à l'influence cholérique. Cette statistique n'ayant pas encore été complétée, il est impossible d'apprécier la rigueur des conséquences qu'il en tire.

de beau temps sont au nombre de 25, sur lesquels 3 de grande chaleur (28, 29 et 30 mai). Tonnerre les 5, 6 et 27. Au moment de ces grandes chaleurs et de l'orage de la fin de mai (simple coïncidence ou non), l'épidémie approchait de son maximum qu'elle devait atteindre au milieu du mois suivant.

En juin, mois du summum de l'épidémie, la moyenne barométrique a été de 0 m. 761 mil., sa plus grande chute est exprimée par 0 m. 752 ; ainsi, peu de variations barométriques. — La plus grande élévation du thermomètre a été de 33 °, son plus grand abaissement, 10 °. En résumé, variations de température prononcées. L'humidité de ce mois a été considérable malgré 24 jours de beau temps ; les vents de nord et d'ouest ont dominé; il est tombé dans ce mois 0 m. 054 mil. de pluie ; un orage violent a éclaté dans la soirée du 7, et le tonnerre s'est fait entendre deux autres jours, le 16 et le 17 ; — la chaleur la plus forte a été observée du 1.er au 7. — La première quinzaine de juin (apogée de l'épidémie) a donc été marquée par de grandes chaleurs et par une constitution orageuse habituelle. Je ne veux point tirer de ce fait de conséquences absolues ; avant cette quinzaine la maladie, qui était dans sa période d'accroissement, n'avait cessé de faire des progrès malgré des conditions atmosphériques différentes ; mais il est positif que les progrès ont été beaucoup plus prononcés depuis les derniers jours de mai jusque vers le milieu de juin. Alors s'est manifesté un mouvement de décroissance coïncidant avec des chaleurs moindres et l'atténuation de la constitution orageuse.

En juillet, moyenne barométrique plus élevée qu'en juin, sans variations plus prononcées ; température élevée ; vingt-huit beaux jours ; humidité moyenne exprimée par 69 ° ; vents dominants ouest et nord-est ; chaleurs les plus fortes les 7, 8, 9 et 10 ; pluie continue le 30, donnant dans un seul jour 0 m. 15 mil. ; orages rares ; l'épidémie diminue notablement du 1.er au 15, puis elle reste stationnaire jusqu'à la fin du mois.

En août, moyenne barométrique encore un peu plus

élevée qu'en juillet (0 m. 763 mil.), variations barométriques peu importantes ; même état hygrométrique à peu près que les mois précédents, quoiqu'il ne soit tombé que 0 m. 8 mil. de pluie dans tout le mois. Température peu différente de celle de juillet ; peu d'orages ; le tonnerre n'a été entendu qu'une seule fois, le 31. Le chiffre des cholériques reste à peu près le même que dans le mois de juillet.

En septembre, moyenne barométrique au-dessous du chiffre ordinaire pour cette époque de l'année ; variations considérables dans l'élévation de la colonne de Mercure. La moyenne de température ressemble à celle d'une année ordinaire, mais il y a de grandes variations (de 8° à 27,5); la quantité de pluie tombée est représentée par 0 m. 152 mil. La constitution orageuse est persistante et se manifeste par des coups de tonnerre les 4, 5, 6, 7, 12, 27, 29. Maxima de chaleur les 4, 5, 6.

Pendant cette période de temps orageux, commençant à la fin d'août et continuant pendant une partie du mois de septembre, il se manifeste une légère recrudescence de l'épidémie, ou plutôt l'amélioration notable qui s'était montrée pendant une semaine cesse, pour ramener à peu près le chiffre de mortalité de la semaine précédente.

En octobre, moyenne barométrique un peu au-dessous de la moyenne de l'année entière (0 m. 757). Température normale pour la saison, variant de + 4 à + 20 ; vents dominants ouest et sud. Quantité de pluie modérée pour la saison. Des tempêtes ont éclaté le 2 et le 4.

Dans ce mois, ce que les oscillations de l'épidémie offrent de plus remarquable, est une recrudescence très-forte, doublant, et au-delà, le nombre des cholériques, et ramenant un chiffre de mortalité hebdomadaire qui n'avait pas été observé depuis le commencement de juillet. Cette reprise eut lieu à partir du 4 octobre, suivant de près les tempêtes du 2 et du 4.

Elle sévit surtout, mais non exclusivement, à l'hospice Saint-Jacques, et se modéra le 15 du même mois.

Ce fait, isolé, a peu de valeur par lui-même ; confirmé

par d'autres semblables, il peut en acquérir une assez grande. A ce titre, je rappellerai l'influence exercée par la constitution orageuse de juin, puis je citerai le renseignement suivant, qui m'a été fourni par M. le docteur Bouchet, médecin en chef de l'hospice Saint-Jacques : Toutes les fois, m'a-t-il dit, que pendant l'épidémie une tourmente atmosphérique s'est fait sentir à Nantes, il y a eu augmentation des cas de choléra dans l'asile des aliénés et aggravation de ceux existants. Toutes les fois que le calme est revenu dans l'atmosphère, il y a eu amélioration passagère dans l'état des malades et diminution dans le chiffre des admissions aux infirmeries.

Le mois de novembre, qui a présenté la même moyenne barométrique que le précédent, s'est distingué par un abaissement prononcé dans la température. Quatre jours de gelée avec glace, un jour de neige restant sur la terre se sont montrés vers la fin du mois; le 28, le thermomètre est descendu à 4 degrés au-dessous de zéro.

Dans les trois premières semaines de novembre, l'épidémie est extrêmement réduite. Dans les derniers jours, il se manifeste, à l'hospice Saint-Jacques, une cinquième reprise, aussi violente que les précédentes, qui n'est pas terminée le 15 décembre. Quelques cas rares de choléra, pendent cette quinzaine, se montrent dans la rue Saint-Jacques, tout près de l'hospice. Le reste de la ville est presque complétement épargné.

Alors l'épidémie était, pour ainsi dire, terminée à Nantes, et, bien qu'elle ait encore sévi plusieurs mois dans un hospice, je n'ai pas cru nécessaire d'exposer en détail l'état météorologique de ces mois. Je dirai seulement que les variations de température ont paru exercer une action notable sur le développement des recrudescences qui, plusieurs fois, ont suivi les redoublements de frimats.

Condensation des populations.—Elle paraît avoir joué un rôle dans la propagation de l'épidémie de choléra. En général, ce sont les agglomérations plus ou moins considérables, constituant les villes et les bourgs, qui ont eu le plus à souffrir de ses atteintes. A l'inverse de ce qui arrive dans certaines épidémies, et en particulier dans celles de dysenteries, le choléra a fait peu de ravages dans les habitations isolées. A Nantes, ce sont les maisons les plus peuplées qui ont donné le chiffre proportionnel le plus élevé. Je sais, qu'ici, il y a des influences combinées, dont on ne peut faire la part, à savoir la pauvreté des habitants, leurs habitudes, leur alimentation, etc. Il n'en est pas moins vrai que l'encombrement des maisons favorise la propagation du choléra. Je reviendrai sur cette vérité en étudiant la question de l'infection.

Sexes. — Sur 906 bulletins de décès que j'ai pu me procurer à la Mairie de Nantes, jusqu'au 15 décembre, 491 appartiennent au sexe masculin, 415 au sexe féminin. Ce serait un excédant de près d'un cinquième pour le premier qui, cependant, occupe un rang moins élevé dans le chiffre de la population, qui se compose de 44,654 hommes et de 49,540 femmes, si l'on ne tenait compte de la garnison et d'un certain nombre d'étrangers non compris dans le chiffre officiel de la population, et parmi lesquels les hommes dominent, depuis surtout que les travaux publics occupent à Nantes une grande quantité de manœuvres. Cette rectification faite, il y a lieu de penser que les deux sexes ont été à peu près également frappés.

Il en a été ainsi dans l'hôpital général de Saint Jacques pour les divisions de vieillards et infirmes qui ont donné à peu près le même nombre proportionnel de victimes. Dans l'asile des aliénés, annexé à ce même hospice, il en a été autrement; les hommes y ont donné un chiffre proportionnel double de maladies et de décès.

Influence des âges. — Il résulte d'un tableau inséré dans une autre partie de ce travail, qu'aucun âge n'a été épargné par l'épidémie; en les comparant sous ce rapport, par série de 10 années, on trouve même que les cas de choléra sont répartis d'une manière à peu près égale dans ces diverses séries, sauf les exceptions suivantes : la période de 10 à 20 ans, chez les hommes, est beaucoup moins chargée que celle qui la précède et que les quatre qui la suivent. Chez les femmes, ce sont les deux périodes de 10 à 20 ans et de 20 à 30, qui jouissent de ce privilége. Après 60 ans, chez les hommes, et après 80 ans, chez les femmes, on voit le nombre des cas de choléra descendre d'une manière sensible, en raison du chiffre moins élevé que cette catégorie fournit dans la population générale.

La différence observée chez les hommes et chez les femmes, dans un âge avancé, me paraît dépendre uniquement de la longévité plus grande des femmes et de la prédominance numérique que cette longévité leur assure à la fin de leur carrière.

A l'hospice Saint-Jacques, l'influence des âges sur le choléra a été peu sensible, comme le prouvent les chiffres suivants.

On a compté dans cet établissement :

Sur 142 orphelins, 22 cas de choléra, c'est-à-dire 1 sur 6 1/2.

Sur 410 vieillards et infirmes, 69 cas de choléra, c'est-à-dire 1 sur 6 à peu près.

Sur 386 aliénés (population adulte en moyenne), 64 cas de choléra, c'est-à-dire 1 sur 6.

Influence des professions et des positions sociales. — Le choléra, beaucoup plus rigoureux pour les populations pauvres que pour celles qui jouissent d'une certaine aisance, a aussi inégalement frappé les différentes professions. Parmi les plus maltraitées, je ferai trois catégories :

La première comprend les états fournissant un très-faible salaire, en première ligne de laquelle il faut placer les tisserands, sergers, fileurs et fileuses, journalières, tailleuses, lingères.

Dans la seconde, on peut classer les ouvriers qui, à un salaire peu élevé, joignent les désavantages d'un travail pénible, ou les inconvénients d'une vie exposée aux vicissitudes atmosphériques. Cette catégorie, qui a fourni le plus de victimes, est composée des manœuvres, journaliers et terrassiers, des colporteurs et marchands ambulants.

Dans la troisième, composée d'individus livrés à un travail pénible en plein air, mais recevant un salaire plus élevé, nous trouvons les charpentiers, portefaix, jardiniers, rouliers, menuisiers en bâtiments, les revendeuses et les blanchisseuses. Dans quelques-unes de ces professions, d'autres influences viennent se joindre à leur action directe, par exemple, l'habitude de l'ivrognerie.

Influence d'une mauvaise alimentation. — Il est peu d'aliments, s'il en existe, qui aient en eux la puissance de faire naître le choléra ou même d'y disposer, lorsqu'ils sont pris avec modération. Mais il en est qui ne fournissent pas au corps des éléments convenables de réparation, et qui, pris exclusivement et en trop grande quantité, dans le but de suppléer à leur insuffisance, deviennent des causes prédisposantes d'une attaque de choléra. C'est à ce titre qu'une alimentation purement végétale, composée surtout de légumes indigestes, de fruits de mauvaise qualité, de laitages mal préparés, peut disposer le corps à subir l'influence épidémique.

Un changement subit de nourriture, lors même qu'il consiste dans la substitution d'un bon régime à un mauvais, peut devenir aussi une cause éloignée de choléra. C'est ainsi qu'on peut se rendre compte du fait suivant : Par suite de la dépopulation de l'hospice-général de Nantes par l'épidémie, beaucoup de places sont devenues vacantes et ont aussitôt été remplies. Dès leur entrée dans l'établissement, les nouveaux venus ont été pris de diarrhée, et à chaque reprise de choléra ils ont fourni à celui-ci, proportionnellement à leur nombre, un tribut de victimes plus considérable.

Influence des écarts de régime. — Ces écarts répétés, mais dans des limites modérées, par le trouble qu'ils apportent dans les fonctions digestives et par la faiblesse consécutive qui se fait sentir dans toutes les fonctions, sont des conditions fâcheuses préparant les corps à subir l'influence épidémique. Si ces infractions à l'hygiène sont poussées plus loin à un moment donné, alors elles peuvent devenir causes déterminantes de l'attaque ; les cas où il en est ainsi ne sont pas aussi nombreux qu'on pourrait le croire ; mais ils sont incontestables.

Il est d'autres écarts de régime, plus excusables peut-être, mais non moins fâcheux : ce sont ceux que commettent des convalescents. Les exemples de leur pernicieuse influence ne sont pas rares. En voici deux assez frappants :

Donald, militaire, en traitement dans la salle 15, à l'Hôtel-Dieu, pour une fièvre typhoïde récente et de moyenne gravité, à une époque où le choléra sévissait dans cette salle, était tenu à un régime très-sévère. Il se procure des aliments et en particulier des guillarés, espèce de pain compacte et sans levain ; il est pris le jour même d'un choléra mortel.

M.me ***, logée à l'hospice-général de Saint-Jacques, était atteinte de diarrhée tantôt séreuse, tantôt bilieuse, depuis quinze jours. Son état s'était amélioré à plusieurs reprises. Au milieu de l'épidémie qui sévissait autour d'elle, elle semblait enfin hors de cause dans les derniers jours de septembre, lorsqu'elle eût l'imprudence de prendre des aliments indigestes, et en particulier une certaine quantité de melon. Elle fut prise dans la journée même d'un redoublement de diarrhée, puis, quelques heures après, des symptômes du choléra auquel elle succomba.

Ces deux personnes étaient, il est vrai, dans des foyers de l'épidémie, et sans doute prédisposées à en subir l'atteinte ; mais le peu de temps écoulé entre l'imprudence commise et le début de l'affection ne permet guère de nier l'influence de l'une sur l'autre.

Influence du froid et surtout du froid humide. — Le choléra a paru, dans quelques cas, reconnaître pour cause déterminante un refroidissement subit ou prolongé.

Illiaquer, marin, se jette dans l'eau pour sauver un homme qui se noie ; revenu sur son bord, il est saisi d'une vive impression de froid et est pris bientôt des symptômes du choléra, auquel il succombe.

Un roulier de la rue de l'Hermitage, part le matin de chez lui, ayant une légère diarrhée ; il va faire un transport sur la route de Rennes ; pendant toute la journée il est soumis à une pluie médiocrement abondante, mais continue, et il est ramené chez lui, le soir, offrant les symptômes du choléra et déjà dans l'état algide. (*Fait communiqué par M. le docteur Tigé.*)

Chez ces deux malades, comme chez ceux dont il vient d'être question à l'article précédent, la cause signalée comme efficiente, n'a point été la cause unique du développement du choléra. Eux aussi vivaient au centre de l'épidémie ; le roulier avait même une diarrhée antérieure. Le froid néanmoins a paru, chez l'un comme chez l'autre, déterminer ou hâter l'apparition des symptômes graves.

Impressions morales vives. — Les cas où une émotion forte, soudaine, a semblé faire naître le choléra, ne sont pas très-nombreux; j'en ai vu cependant quelques-uns. Aucun, sous ce rapport, ne m'a paru plus frappant que celui-ci :

Jeanne Belliard, femme Noyau, âgée de 58 ans, habitant la Meilleraye (commune de Varades), est prise d'un saisissement violent, en reconnaissant que sa petite fille va succomber au choléra; elle tombe sans connaissance, est frappée immédiatement des symptômes de la maladie épidémique et succombe en 8 heures; elle était en parfaite santé au moment de l'accident.

Quelque prédisposée que pût être cette femme à recevoir les atteintes de l'épidémie qui régnait autour d'elle, il est difficile de penser que cette émotion assez forte pour produire une perte de connaissance, et si soudainement suivie des accidents cholériques, n'ait pas joué à leur égard le rôle de cause déterminante.

Exposition des faits relatifs à la question de la contagion. — Les faits que je vais rapporter d'abord tendent à accréditer l'opinion que, dans certains cas, le choléra peut se transmettre par contagion. Je ne prétends point qu'ils soient suffisants pour donner une solution à cette question épineuse. Je les choisis parce qu'ils me paraissent plus dégagés que d'autres, des influences complexes et multipliées, qui jettent le trouble dans l'appréciation des causes de toute maladie épidémique.

Observations.

La veuve Chevallier, âgée de 65 ans, matelassière, demeurant rue de la Rosière, près la place Gigant, était d'une forte constitution, d'une bonne santé, pleine de gaîté et de courage, peu disposée à prendre souci, bien qu'elle fût pauvre et forcée de se nourrir assez mal. Généralement elle prenait une tasse de café au lait le matin, puis elle restait sans manger jusqu'à 3 ou 4 heures du soir; sa santé, du reste, ne souffrait point de ce régime. Quelques jours avant sa maladie, elle mangea du melon, qui ne l'incommoda en aucune manière.

La rue de la Rosière et le quartier dans lequel elle est située ont presque été épargnés pendant l'épidémie; dans aucun temps de la durée de celle-ci, on n'y a observé ces ondées cholériques si funestes dans certains quartiers. Tout au plus s'y est-il manifesté quelques cas isolés de choléra, et au moment dont il est question et depuis longtemps il n'en existait aucun.

C'est dans ces circonstances que, le 7 septembre 1849, la veuve Chevallier alla au matin sur le quai de l'Ile-Gloriette, lieu où l'épidémie sévissait, chercher le matelas de M.me C., jeune femme morte la veille du choléra. Elle le rapporta dans sa chambre, où elle se mit à le dépecer pour le refaire. Elle y travailla le 7 et le 8; dans les deux nuits du 7 au 8 et du 8 au 9, elle dormit, la fenêtre fermée, dans la chambre où étaient les matériaux épars de ce matelas; elle éprouva une impression un peu pénible de ce voisinage, et exprima aux habitants de la maison le désir qu'elle avait d'être débarrassée de cette besogne.

Le 9 septembre, qui était un dimanche, à six heures du matin, elle se rendit à jeûn à l'église et communia. Rentrée chez elle, elle prit, comme à l'ordinaire, sa tasse de café au lait, puis à 10 heures retourna à l'église. Jusque-là elle n'était nullement incommodée; elle n'avait point de diarrhée; elle avait paru, ce même matin, aussi bien portante que de coutume.

Mais pendant la grand'messe elle fut prise, tout-à-coup,

de diarrhée et de vomissements, puis de crampes violentes.

On la ramena chez elle, où les accidents augmentèrent et en très-peu de temps elle fut dans l'état suivant : teinte violacée d'une grande partie de la surface de la peau, particulièrement des bras et du visage ; yeux excavés, peau glacée, pouls de plus en plus effacé, puis totalement insensible. Anxiété précordiale extrême, agitation, mouvements incessants des bras pour repousser les couvertures, tentatives fréquentes pour se mettre à son séant et même debout sur son lit. Crampes violentes, selles blanches répétées, vomissements aqueux, soif ardente, suppression des urines.

Dans la journée, les vomissements s'arrêtèrent, la diarrhée continua; les phénomènes d'algidité persistèrent et augmentèrent.

Le 10 septembre, à 11 heures du matin, la malade succomba, après 24 heures de maladie.

— Une autre femme, qui avait donné des soins à M.me C. et qui l'avait ensevelie, fut frappée du choléra à peu près en même temps que la veuve Chevallier et succomba rapidement. Mais ici le fait étiologique est plus compliqué; cette femme habitait un quartier envahi par l'épidémie et aurait pu recevoir l'imprégnation cholérique, indépendamment de ses rapports avec madame C.

Réflexions. — En temps d'épidémie, il est difficile, un malade étant donné, de saisir au milieu des nombreuses influences auxquelles il a été soumis, comme écarts de régime, fatigues excessives, abus de diverses natures, et par dessus tout séjour dans le foyer épidémique, il est difficile, dis-je, de saisir l'influence qui a joué le principal rôle.

Dans le cas de la femme Chevallier, l'étiologie semble plus simple; il n'y a ni écarts de régime, ni excès, ni mauvaise santé antérieure; il semble même qu'elle soit en dehors du foyer épidémique, car il n'y a pas de cholériques dans sa rue, ni dans son voisinage; et à côté de ces faits négatifs, il y a un fait positif : elle est allée dans la maison d'un cholérique qui vient de succomber; elle a pris son matelas, l'a rapporté dans sa chambre, l'a défait et est restée 48 heures avec les matériaux de ce matelas dans une chambre nécessairement fermée la nuit. Au bout de ces 48 heures, elle a été frappée d'un choléra foudroyant.

Je ne veux point exagérer l'importance d'un fait; je sais que l'omission involontaire d'une circonstance inconnue peut en altérer la physionomie; aussi faut-il, pour en tirer une conclusion précise, qu'il soit appuyé par d'autres faits de même nature.

Dans ces limites, il a de la valeur; car si d'autres cas analogues peuvent lui donner une importance qu'il n'a pas par lui-même, lui aussi peut augmenter l'importance de ceux-ci et contribuer à leur donner leur signification.

Voici un fait communiqué par M. le docteur Barjolle. Vers la fin de mai, dans un moment où la rue de la Bastille n'était point envahie par l'épidémie, un cas de choléra se manifesta dans une maison habitée par sept personnes : un mari et sa femme, la mère de l'un, celle de l'autre et trois enfants. Ce fut l'une des deux vieilles femmes qui tomba malade; elle présenta les symptômes d'un choléra grave avec algidité, et guérit. Parmi les autres personnes habitant la maison, une seule donna des soins à la malade; ce fut l'autre grand'mère. Au moment où la première entrait en convalescence, la seconde fut prise d'une attaque de choléra et fut portée à l'Hôtel-Dieu.

De ces faits je rapprocherai le suivant, qui peut fournir des arguments dans le même sens.

La commune du Loroux n'a présenté que trois cas de choléra, tous mortels et survenus dans des circonstances importantes au point de vue étiologique.

Une fille de 42 ans, nommée Marie Dugast, étrangère au pays, était occupée à casser de la pierre sur la route du Loroux; elle se rendit à Nantes le 16 juillet 1849, y resta deux jours, revint, le 18, atteinte de diarrhée et dans une mauvaise disposition. Le samedi 21 juillet, dans la soirée, elle fut prise du choléra épidémique et succomba le dimanche 22, à huit heures du soir, dans une petite auberge du village de la Landelle, à 1 kilomètre du Loroux, sur la route de Nantes.

La nommée Nouet, âgée de 49 ans, d'une faible santé, demeurant à l'Armeil, village distant de la Landelle d'environ 2 kilomètres, était affectée de diarrhée depuis quelque temps, lorsqu'elle fut appelée pour ensevelir la fille Dugast; elle passa près du corps la journée du lundi 23 juillet. Le lendemain 24, elle revint laver le linge de la morte, et rentra chez elle le soir, ressentant les premières atteintes du choléra, auquel elle succomba le mercredi 25, à midi.

La veuve Gartiau, 75 ans, demeurant au village de la Malonnière, à 2 kilomètres de l'Armeil, vint veiller et ensevelir la femme Nouet; elle passa la nuit près du cadavre et rentra chez elle le 26 au matin. La nuit suivante le choléra se déclara et amena la mort le 27 juillet, à neuf heures du soir. Cette femme était d'une bonne santé et n'avait, avant sa veillée près de la femme Nouet, ni diarrhée, ni aucun autre symptôme morbide. (*Note communiquée par MM. Renoul et Mehouas, du Loroux.*)

Là s'arrête la part prise par le Loroux dans l'épidémie cholérique. Quelques parents, quelques amis ont communiqué avec ces trois malades; aucun n'a été pris. Est-ce à dire pour cela que le choléra ne peut se transmettre d'individu à individu? Non, sans doute; car des faits négatifs ne détruisent pas des faits positifs, et la succession des trois cas que je viens de raconter est trop remarquable pour qu'on n'y porte pas une sérieuse attention.

La fâcheuse influence d'une veillée mortuaire près des cholériques n'est pas rare, du reste. Pour mon compte, je l'ai observée plusieurs fois, et je pourrais citer notamment le fait d'une femme de la Chaussée de la Magdeleine, qui, au mois de juin dernier, après avoir passé une nuit près du cadavre d'une cholérique, fut prise du choléra, à cinq heures du matin, au moment même où elle rentrait dans sa chambre, après avoir enseveli la morte; mais ce fait m'a paru moins frappant, son étiologie plus complexe, parce que la femme dont il s'agit se trouvait dans le rayon d'une ondée cholérique très-meurtrière, et qu'elle avait, pendant les fatigues de la nuit et du jour précédent, mangé des aliments très-indigestes.

Voici un autre fait collectif à rapprocher de ceux que je viens de citer tout à l'heure.

L'épidémie implantée en mai dans la commune de Varades, y sévit en juin d'une manière assez sérieuse. Dans les mois de juillet et d'août, elle se ralentit beaucoup, mais ne s'éteignit pas.

Jusque là elle avait surtout frappé le village de la Meilleraye, riverain de la Loire, puis d'autres points de la campagne.

Le 8 septembre, recrudescence très-prononcée, portant cette fois sur le bourg et plus particulièrement sur une très-petite circonscription autour de la place.

Le 8 septembre, la femme Coureau, enceinte et guérie récemment de fièvre intermittente, est prise du choléra et succombe rapidement; sa demeure est située à l'angle sud-est de la place.

Le même jour, l'enfant Frelon, habitant la maison contigue, est frappé de la maladie et meurt.

Le lendemain 9, la femme Susineau, demeurant à quelques pas de la maison de la femme Coureau, subit le même sort; elle était allée visiter cette femme pendant sa maladie. Bientôt son enfant meurt aussi des suites du choléra.

Quelques jours après, c'est le sieur Frelon, aubergiste, père de l'enfant cité plus haut, puis l'enfant de la femme Coureau qui avait été frappée le 8, puis un peu plus tard son mari.

Le 20, la maladie atteint la fille Huchon, au milieu d'une bonne santé, et se termine en très-peu de temps d'une manière aussi malheureuse. Son habitation est située à vingt pas des maisons Frelon, Coureau, Susineau.

Le 21, c'est la femme Delaunay, voisine de la précédente.

Le 29, le fils Delaunay, garçon de 10 ans, habitant la même maison, est pris du choléra. M. le docteur Walczinski, alors délégué à Varades, lui donne des soins et obtient la guérison.

Pendant tout ce temps, le reste du bourg demeure, pour ainsi dire, étranger à l'épidémie qui se développe dans un rayon de 20 à 30 mètres.

Autre fait : Dans la salle 15 à l'Hôtel-Dieu de Nantes, du service de laquelle j'étais chargé au début de l'épidémie, se trouvait au n.° 38 un jeune soldat qui, entré au commencement d'avril pour une cholérine non épidémique et peu grave, fut pris ensuite successivement de diverses indispositions légères. Enfin, le 2 mai, il fut pris du choléra aux suites duquel il succomba.

Le 6 mai, un de ses camarades placé au n.° 35, à quelques pas du n.° 38, et en convalescence depuis quelques jours d'une fièvre typhoïde, fut frappé à son tour, cyanosé en moins de deux heures et mort le lendemain matin.

Deux jours avant la mort de celui-ci, un autre militaire était venu occuper le lit voisin (n.° 36), étant affecté de bronchite capillaire. Le 8, il fut placé dans un autre lit; le 10, il était atteint à son tour. Il est important de noter que la salle en question contient 67 malades, et que, sur sa surface très-étendue, la petite région occupée par les n.os 35, 36, 38, a seule donné des cholériques pendant dix jours environ.

A Paimbœuf, m'a-t-on assuré, l'invasion du choléra a coïncidé avec l'arrivée d'un marin frappé de choléra, qui fut conduit à terre pour y recevoir des soins. M. le docteur Lehoux, de Frossay, m'a affirmé le fait comme lui ayant été rapporté par M. le docteur Chiché, médecin des épidémies à Paimbœuf.

Au Migron, village de la commune de Frossay, l'épidémie n'a atteint que six individus, qui tous ont succombé. Les trois premiers cas furent fournis par trois mariniers arrivant de Nantes et de Chantenay, où le choléra sévissait. Deux autres personnes furent frappées dans le village, une autre dans un village voisin. L'une de ces trois dernières victimes était le père de l'un des trois mariniers et habitait la même maison. L'épidémie borna là ses ravages; tout cela s'était passé pendant l'espace de dix-huit jours. (*Renseignements fournis par M. le docteur Lehoux.*)

Aux faits que je viens de raconter, on pourra, je le sais, opposer bien des faits négatifs; je pourrais moi-même en citer beaucoup. Ainsi, les médecins, les élèves attachés aux hôpitaux de Nantes, n'ont point été affectés de choléra grave; beaucoup d'élèves ont eu des cholérines; les sœurs hospitalières de l'Hôtel-Dieu et de Saint-Jacques ont été cruellement frappées, car sept ont succombé à la maladie épidémique, mais elles n'étaient pas attachées au service direct des malades.

Si quelques infirmiers et infirmières ont été sérieusement frappés dans les services des salles, leur nombre, il faut le dire, a été peu considérable.

Ces faits négatifs, qu'on pourrait multiplier à l'infini, ne détruisent pas, ne peuvent pas détruire des faits positifs; mais ils en limitent la portée. Si ceux-ci, en effet, supposés assez nombreux pour entraîner la conviction, démontraient l'existence de la contagion du choléra, les autres viendraient à leur tour prouver que cette contagion est bornée dans sa puissance, qu'elle est capricieuse dans ses effets, puisqu'elle atteint souvent ceux qui la fuient et épargne ceux qui n'ont cessé de la braver.

L'infection, qui me paraît être une contagion moins puissante, ayant besoin pour produire ses effets, non plus seulement des émanations élevées d'un individu, mais des miasmes exhalés collectivement par une agglomération, l'infection, dis-je, a joué un rôle important dans la propagation de l'épidémie. Parmi des faits nombreux qui le prouvent, je rapporterai le suivant emprunté aux procès-verbaux du Conseil de Salubrité rédigés par M. le docteur Sallion. Je cite à peu près textuellement :

« Le 11 mai 1849, M. le Maire de Nantes invita le Conseil central de Salubrité à visiter la maison n.° 9 de la rue Saint-Léonard, où plusieurs cas de choléra suivis de mort s'étaient montrés depuis quelques jours, tandis que, dans ce moment, le quartier qui entoure la rue en question, et cette rue elle-même dans ses autres parties, étaient à peu près complétement épargnés par l'épidémie.

Le jour même, MM. les docteurs Fouré, président de

ce Conseil, Sallion, secrétaire et Bonamy, se rendirent sur les lieux où ils constatèrent les faits suivants :

La maison dont il est question se compose de quatre étages ; à chaque étage il y a deux appartements, l'un donnant sur la rue Saint-Léonard, l'autre sur une cour étroite entourée de bâtiments divers. L'appartement du devant est composé d'une chambre de grandeur moyenne ayant une fenêtre ouverte sur la rue Saint-Léonard, et d'un cabinet noir très-petit situé derrière cette chambre principale.

L'appartement du côté de la cour est composé d'une seule chambre assez grande pour un ménage de trois personnes.

Les six appartements situés aux 1.er, 2.e et 4.e étages, ne sont pas encombrés d'habitants; tous, à l'exception du 4.e étage du côté de la cour, sont, en outre, propres et convenablement entretenus.

Il n'en est pas de même des deux appartements du 3.e étage, atteints par l'épidémie.

Dans celui du devant, lors de notre visite, neuf Bretons, hommes et femmes, étaient entassés sur quatre lits, dont trois dans la chambre et un dans le cabinet noir. Tout présentait là l'image de la misère et de la plus révoltante malpropreté. Trois des habitants étaient déjà morts foudroyés par le choléra peu de temps après avoir été transportés à l'Hôtel-Dieu ; un autre admis aussi dans cet hôpital, était sur le point de succomber à la même maladie.

A ce même étage, la chambre de la cour, aussi horriblement infecte que celle de la rue, était habitée par une famille composée du père, de la mère et de trois enfants, dont l'un, âgé de 11 ans, avait succombé le 10 mai au choléra, après quelques heures de maladie. Les parents nous dirent qu'il avait été saisi au milieu de la meilleure santé.

L'air de cette chambre était incessamment infecté par les déjections du père de famille, retenu au lit depuis deux mois par une dysenterie. Au moment de notre visite, cet homme venait d'être, lui aussi, frappé d'une attaque de choléra inévitablement mortelle.

Ainsi, six cas de choléra suivis de mort s'étaient déjà manifestés sur une population de 14 personnes.

Aux causes d'infection signalées pour le troisième étage, il faut ajouter l'influence fâcheuse de cours malpropres, étroites, sans aération; l'existence, à chaque étage, d'un évier commun aux deux appartements, dans lequel sont déversées les eaux ménagères, ainsi que des excréments liquides et solides; l'absence de latrines aux trois étages supérieurs et l'existence d'un horrible bouge servant de latrines au rez-de-chaussée.

Le Conseil de Salubrité, en conséquence de cette visite, réclama d'urgence les mesures suivantes :

1.° Faire immédiatement cesser l'encombrement des chambres du 3.e étage où le cubage d'air était tout à fait insuffisant.

2.° Faire nettoyer et blanchir à la chaux les chambres infectées.

3.° Les soumettre à l'influence de l'eau chlorurée.

4.° Faire vider les latrines après désinfection des matières contenues; y adapter une cuvette à la Desparcieux; établir un nouveau cabinet de latrines.

5.° Fournir aux nécessiteux du 3.e étage des secours en linge et autres s'il y avait lieu. »

Je ne multiplierai point les exemples d'infection; son influence a été souvent observée et ne sera, je crois, contestée par personne.

Avant de terminer l'article étiologie, je reviendrai sur un fait particulier de l'épidémie : je veux parler de sa prolongation dans l'hospice Saint-Jacques. A quelle influence peut-on attribuer ce fait?

La ventilation, ai-je dit plus haut, y est excellente; les salles offrent un volume d'air largement suffisant pour les administrés qui les occupent. Le linge des cholériques, aussitôt sali, a toujours été lavé avec l'eau chlorurée; la balle retirée des ballines qui avaient servi aux cholériques était immédiatement brûlée; tous les objets de literie soigneusement nettoyés et ventilés, la plupart lavés, même les couvertures de laine.

La nourriture était convenable. Dès les premiers jours de l'épidémie, M. le docteur Bouchet, médecin en chef, aidé de l'administration des hospices, avait fait supprimer, autant que possible, du régime des administrés, les aliments indigestes, et fait substituer à ceux-ci des substances plus nutritives et plus faciles à assimiler. Les abstinences, les jeûnes avaient été généralement interdits là comme ailleurs.

Dans des visites faites, soit en commun, soit séparément, par MM. les docteurs Bouchet, Malherbe et moi, lors des dernières recrudescences de l'épidémie, nous nous sommes assurés plusieurs fois de la bonne exécution des règles hygiéniques ; nous avons bien observé certaines défectuosités, telles que le défaut d'aération suffisante dans quelques ateliers, l'infection de quelques cabinets d'aisance qui n'ont point encore été établis d'après le système très-convenable adopté dans cet hospice, l'insuffisance de la ventilation dans quelques étables de la ferme annexée à cet établissement, la trop grande proximité d'une petite porcherie entretenue pour les besoins de la maison. Mais ces défectuosités, appréciées à leur juste valeur, ne nous parurent pas rendre compte de la persistance de l'épidémie à Saint-Jacques.

En est-il autrement de deux autres circonstances plus importantes que je vais actuellement rapporter ? Il existe encore du doute à cet égard.

Voici les faits :

Quinze jours avant la cessation de l'épidémie, il fut reconnu que des matières liquides, provenant d'un conduit de latrines, venaient par filtration se frayer une issue dans le puits qui sert de prise d'eau pour les besoins de l'établissement. Immédiatement on fit puiser l'eau à la Loire, et on abandonna le puits vicié ; au moment où cette substitution eut lieu, l'épidémie était trop réduite pour qu'on puisse, je le crois, attribuer à cette mesure nécessaire la disparition définitive du fléau qui eut lieu peu de jours après.

Dans le cours de nos recherches, une autre circonstance me parut avoir une certaine gravité : je veux parler de l'usage où l'on était de laver le linge des cholériques, comme celui des autres administrés, dans un lavoir intérieur, où l'eau se renouvelle, il est vrai, mais avec lenteur. S'il existe, dans le linge des cholériques, des matériaux propres à propager l'infection, en le lavant dans les conditions signalées ci-dessus, on laissait ces matériaux sous une autre forme dans l'établissement.

Quoiqu'il en soit, cette cause réelle ou supposée fut supprimée immédiatement. Tout le linge des cholériques fut lavé dans l'eau courante de la Loire. Un mois après environ, le choléra n'existait plus à l'hospice Saint-Jacques. La mesure prise a-t-elle exercé une influence sur cet heureux résultat? Ici encore je ne puis émettre qu'un doute ; au moment où elle fut prise, le mouvement de décroissance était assez prononcé, il est vrai ; mais déjà il s'était manifesté, et de nouvelles recrudescences étaient venues cependant déjouer l'espoir qu'il avait fait naître. Devait-il en être encore ainsi? Je le répète, je ne puis ni le nier, ni l'affirmer.

Traitement.

Cet article doit comprendre le traitement de la diarrhée, qui a été très-commune depuis le commencement de l'épidémie, soit à l'état simple, soit avec complication d'embarras gastro-intestinal, celui de la cholérine, celui du choléra grave.

Traitement de la diarrhée. — L'insuffisance si fréquente de la thérapeutique, dans le traitement du choléra confirmé, fait un impérieux devoir de combattre avec énergie toute maladie ou indisposition qui peut acheminer à cette grave affection. Les moyens destinés à remplir cette indication sont à peu près les mêmes qu'en temps ordinaire ; cependant, ces diarrhées étant plus tenaces et plus redoutables, il faut les attaquer plus vivement, et souvent avoir recours successivement à des moyens divers, en raison de l'inefficacité des premiers employés.

Lorsqu'il n'y a point de douleurs prononcées dans l'intestin, qu'il n'y a point de fièvre, lorsque la maladie se borne à un simple flux diarrhéique, les préparations d'opium et en particulier le laudanum conviennent parfaitement. 18 à 25 gouttes de laudanum de Sydenham par vingt-quatre heures suffisent pour un adulte ; cette quantité peut être divisée en 3 ou 4 doses à prendre soit en lavement, soit par la bouche. Elle doit diminuer suivant l'âge et la constitution et être extrêmement modérée chez les très-jeunes enfants; ce simple moyen, aidé d'un régime plus ou moins sévère, suivant l'intensité de la diarrhée, de quelques applications chaudes sur le ventre, suffit le plus souvent en pareil cas.

Si la diarrhée est persistante, quoique encore exempte de symptômes inflammatoires vers l'intestin, on peut ajouter aux lavements quelques astringents, comme l'extrait de ratanhia à la dose de 30 à 80 centigrammes, l'alun (15 à 60 centigrammes). En cas d'insuccès, on pourrait avoir recours à un moyen plus actif: le nitrate d'argent, 5 à 15 centigrammes dans 125 à 180 grammes d'eau distillée, pour un lavement répété de un à trois jours de suite, suivant le besoin. Cette ténacité des accidents et la nécessité de recourir à des médications diverses s'appliquent surtout à la diarrhée séreuse et blanche, premier degré de la cholérine. Quelques diarrhées bilieuses ont cependant présenté la même persistance et nécessité les mêmes moyens. Dans ces diarrhées un peu opiniâtres, on est obligé d'essayer les différentes espèces de régimes. Quelques malades se trouvent mieux de l'usage d'une petite quantité de viande rôtie, sans pain, ou avec très-peu de pain, que du régime féculent qu'on a dû conseiller au début.

Quand il existe quelques symptômes annonçant une inflammation ou une irritation du tube digestif, une application de sangsues à l'anus ou sur le ventre peut rendre d'assez grands services. Dans ce cas, le régime doit être tout à fait sévère; des cataplasmes sur le ventre, quelques bains tièdes viendront en aide à ces premiers moyens.

Si la diarrhée se complique d'embarras gastrique ou gastro-intestinal, le traitement devient plus délicat. En temps ordinaire, un évacuant du tube digestif réussit merveilleusement à rétablir les fonctions troublées. L'analogie dût, au commencement de l'épidémie, conduire à employer ce moyen puissant; cette tentative a été faite, sur une large échelle, par un grand nombre de médecins. A-t-elle réussi quelquefois à enrayer les accidents? Je le crois., car quelques praticiens ont persévéré longtemps dans cette voie; mais d'autres ont jugé la méthode fâcheuse ou insuffisante, car ils l'ont abandonnée. Pour moi, je n'ai employé ce moyen qu'avec la plus grande réserve et très-rarement, et seulement dans des cas où l'indication d'un léger évacuant me paraissait formelle. Cette crainte des vomitifs et des purgatifs, que j'avais *à priori*, n'a fait que croître par la communication que j'ai reçue de quelques cas où un évacuant a paru cause déterminante d'attaques de choléra grave. Un autre motif m'a maintenu dans cette réserve : c'est que, dans les différents temps de l'épidémie, je n'ai point remarqué que les embarras gastriques ou gastro-intestinaux, sans diarrhée, constituassent une prédisposition au choléra. Quelques-uns de mes confrères ont fait la même remarque; en conséquence, je me suis en général résigné à me priver, dans le traitement de cette indisposition, des moyens habituellement les plus efficaces. Sous l'influence de quelques boissons amères, de l'infusion de camomille, de l'eau de Seltz ou de l'eau de Vichy, et d'un régime convenable, j'ai vu les accidents se dissiper lentement, il est vrai, mais sûrement, et je n'ai point vu le choléra naître sous l'influence de ces embarras gastriques, même longtemps prolongés.

Traitement de la cholérine. — Les indications présentées par la cholérine se rapprochent, sous certains rapports, de celles que détermine la diarrhée séreuse ou cholérique, et qui ont été exposées tout-à-l'heure. Dans l'un comme dans l'autre cas, il est important d'attaquer énergiquement le flux intestinal. Les opiacés y réussissent quelquefois, mais on est obligé d'en être très-sobre dans les cas où l'on peut craindre l'algidité, et d'ailleurs, dans les diarrhées franchement séreuses, il faut souvent, en raison de leur insuffisance, leur associer quelques astringents, l'alun et l'extrait de ratanhia, par exemple, et mieux encore leur substituer les petits lavements au nitrate d'argent formulés ci-dessus.

On attaque les vomissements avec avantage, au moyen des boissons froides, prises en très-petite quantité (eau gazeuse, eau froide, glace s'il est possible), en même temps qu'on cherche à exciter la sueur par l'emploi de quelques moyens caléfacteurs, de cataplasmes sinapisés sur le ventre et sur les membres, de frictions excitantes, ammoniacales ou autres, d'un vésicatoire à l'épigastre, si les vomissements sont intenses et persistants.

Le sous-nitrate de Bismuth, donné à doses assez fortes, mais moindres que celles conseillées par M. Monneret, (par exemple, 4, 6, 8 grammes en 24 heures,) ne m'a pas paru rendre, dans la cholérine, les services que quelques médecins attendaient de lui. L'emploi du bi-carbonate de soude, à la dose de 2 à 6 grammes en 24 heures, tant dans des potions que dans les tisanes, a été, dans quelques cholérines, un bon adjuvant des narcotiques et des autres moyens énumérés ci-dessus. Dans certains cas, le sel alcalin a eu une part notable dans la guérison. Rien à dire relativement au régime, qui n'ait été dit à l'occasion du traitement de la diarrhée, si ce n'est qu'il doit être plus sévère et consister, en général, en une abstinence complète d'aliments tant que les vomissements continuent.

Il m'a toujours paru très-important de ne point permettre aux malades de se lever, même pour satisfaire à leurs besoins.

Traitement du choléra. — C'est ici que règnent les plus grandes difficultés, les plus grandes incertitudes. Parmi les efforts faits pour éclairer ce sujet important, et ils ont été nombreux, beaucoup ont été sans résultats, du moins sans résultats soutenus, réguliers, permettant d'établir des lois thérapeutiques bien précises.

Si je tâche, néanmoins, de formuler quelques indications applicables aux différents cas, je le ferai avec une grande réserve, sachant combien de fois, dans l'épidémie actuelle, la nature a déjoué les calculs thérapeutiques qui paraissaient établis sur les bases les plus solides d'observation ou de raisonnement.

État algide. — Traitement extérieur. — Tous les médecins sont d'accord, sauf de légères exceptions, sur la nécessité d'agir sur la peau, par des révulsifs puissants, dans le but de ranimer la circulation. Dans cette intention, on a employé, sur une large échelle, les sinapismes, les vésicatoires, les frictions excitantes, ammoniacales ou autres, les fumigations de même nature, celles de vinaigre, par exemple. On a entouré les malades de corps chauds ; on a cherché à obtenir une vésication, au moyen du marteau de Mayor, des pommades ammoniacales ou de l'ammoniaque elle-même. Ces moyens, sans doute, ont, dans beaucoup de cas, contribué à faire naître une réaction favorable ; souvent aussi ils n'ont exercé, sur la peau, qu'une action locale et aussi circonscrite que possible, ne déterminant point d'excitation physiologique, même sur le lieu d'application, et retentissant encore moins sur les appareils éloignés. Ce triste résultat, comme on le conçoit, est en raison directe de la violence de l'algidité ; il n'en est pas moins à propos de les employer, même dans les cas les plus graves, dans cet instant où la thérapeutique interne offre, elle-même, si peu de ressources. Mais le moment d'opportunité de cette médication excitante extérieure, celui où elle peut rendre de grands services, est le moment où l'on pressent l'arrivée de ces accidents formidables ; alors elle est souvent très-puissante. En un mot, elle est plus propre à prévenir qu'à enrayer les accidents formidables d'une algidité profonde.

Moyens internes dirigés contre le choléra confirmé. — Ces moyens ont été de diverses natures. Il en est un qui, dans l'épidémie de 1832, m'avait paru, ainsi qu'à beaucoup de mes confrères, rendre de grands services. Je veux parler de la glace, qui avait offert les propriétés suivantes : Arrêter le vomissement, calmer la soif, activer la réaction. Sans réaliser, cette année, toutes les espérances qu'on avait pu fonder sur son emploi, cet agent a néanmoins été utile dans des circonstances données, et surtout lorsque la maladie était à sa période d'évacuation, avant l'algidité, ou au début de cet état. Dans ces conditions, il a trouvé des auxiliaires puissants dans les moyens d'excitation extérieure ;

vésicatoires à l'épigastre et aux membres, sinapismes, etc. La glace a encore été utile à une époque plus avancée de l'algidité, mais lorsque celle-ci était médiocre. Quand elle était poussée très loin, ce moyen a été insuffisant; il est vrai que tout traitement, alors, était bien peu efficace; cependant, j'ai vu, dans quelques cas, l'algidité qui avait résisté à la glace, céder à d'autres modificateurs, comme je le dirai tout-à-l'heure. A défaut de glace, l'eau froide, l'eau de Seltz, la solution de bi-carbonate de soude (2 à 3 grammes par litre d'eau), le tout pris à petites doses, peuvent être employées avec avantage.

Médication excitante intérieure. — Cette médication comprend une foule de moyens que je ne passerai point en revue, bien que, dans des cas donnés, chacun d'eux ait pu contribuer au résultat désiré, le rétablissement de la circulation. Tels sont: l'acétate d'ammoniaque, l'ammoniaque, le chloroforme, le sesqui-chlorure de carbone. Aucun n'a présenté de propriétés thérapeutiques spéciales lui assignant un rang supérieur. L'infusion chaude des sommités de Stachys, préconisée avant l'épidémie, a été peu employée et n'a pas paru l'emporter sur les autres infusions analogues. Prise à grandes doses, elle a néanmoins paru à M. le docteur Tigé contribuer, chez un de ses malades, au rétablissement de la chaleur cutanée.

Il est un autre ordre d'excitants plus usuels, ce sont les spiritueux (eau-de-vie, rhum, eau de mélisse spiritueuse, vin de quinquina au Malaga).

J'ai eu souvent recours à ces moyens, dans les cas d'algidité extrême; bien des fois ils ont échoué, quelquefois ils ont réussi. Je pourrais citer un certain nombre de faits à l'appui de cette assertion. En voici un qui me paraît assez concluant, dans ce sens que l'amélioration a suivi de près l'introduction, dans le traitement, d'une infusion chaude alcoolisée.

Observation.

M.me P., femme d'un ouvrier chapelier, demeurant chaussée de la Magdeleine, cour Bataille, près de la Loire, et dans une île que forme ce fleuve, avait donné, les 22 et 23 juin, des soins à un cholérique, ami de son mari, qui avait succombé le 23 au matin.

Le 26, elle commença à avoir la diarrhée, qui augmenta jusqu'au 28. Je fus appelé ce jour et j'eus à traiter une diarrhée séreuse, sans vomissements, sans crampes, sans refroidissement de la peau. Sous l'influence du laudanum de Sydenham, donné à la dose de six gouttes, trois fois par jour, tantôt dans des quarts de lavement, tantôt dans une tasse de tilleul; de quelques sinapismes promenés sur les membres inférieurs; d'un régime très-sévère, consistant en quelques cuillerées de riz à l'eau, la diarrhée avait diminué le 29; le 30 elle avait presque entièrement cessé ; je trouvai la malade levée, se croyant guérie; elle mangea un peu de poulet, en prit très-peu cependant, et n'en éprouva aucune gêne dans la soirée.

Mais, dans la nuit du 30 *juin au* 1.er *juillet*, à minuit, elle fut prise de vomissements; la diarrhée augmenta; coup sur coup de nombreuses selles eurent lieu.

Il se manifesta une grande anxiété épigastrique; appelé près d'elle à 2 heures du matin, je m'y rendis de suite et constatai les phénomènes suivants :

Visage exprimant l'effroi, offrant une teinte pâle, plombée; cercle d'un violet clair autour des yeux, qui sont enfoncés dans les orbites; injection passive, peu considérable, des conjonctives oculaires; peau des mains froide, mais non glacée, offrant une coloration bleuâtre; légèrement ridée, mais n'ayant pas encore perdu toute son élasticité; pouls conservé, mais petit et faible; oppression; anxiété; sentiment d'angoisse épigastrique; besoin impérieux de changer de position, de rejeter les couvertures, de mettre les bras hors du lit.

Vomissements aqueux répétés, accompagnés de grands efforts; soif encore modérée. Langue pâle, large, humide, non refroidie; selles répétées, abondantes, séreuses, décolorées, tenant en suspension quelques grumeaux blanchâtres ; ventre souple, non douloureux à la pression, si ce n'est à l'épigastre, où la pression détermine une certaine anxiété. Abscence d'urines.

Prescription : Glace à l'intérieur ; vésicatoire de 15 centimètres sur l'épigastre et le bas de la poitrine ; deux autres vésicatoires, de 10 centimètres, aux jambes ; sinapismes promenés sur les membres inférieurs ; 4 bouteilles d'eau chaude dans le lit, surtout vers les parties inférieures du corps ; recommandation d'imprimer peu de mouvements à la malade ; de lui passer un pot plat pour recevoir ses déjections, et de ne la faire sortir du lit sous aucun prétexte.

Le 1.er juillet, à 8 heures du matin, l'état ne s'est point amélioré, les vomissements et les selles continuent ; celles-ci ont néanmoins un peu diminué de fréquence ; mais elles ont le même caractère ; le pouls s'efface de plus en plus ; le visage prend une teinte violacée très-légère, mais générale ; point d'urines ; la voix est faible ; les mains sont glacées.

Continuation des mêmes moyens de traitement ; frictions avec le liniment suivant sur diverses parties du corps. ammoniaque.... 5 grammes.
huile d'olives... 25 grammes.

A 2 heures. Les évacuations ont diminué ; mais les phénomènes d'algidité ont beaucoup augmenté ; la peau des mains a perdu son élasticité ; pouls complétement effacé ; soif très-vive ; mains glacées.

Prescription : Une demi-tasse à café d'infusion de feuilles d'oranger, avec une forte cuillerée à café d'eau-de-vie, de quart-d'heure en quart-d'heure ; fragments de glace dans les intervalles pour calmer la soif ; continuer les frictions, les sinapismes. Les trois vésicatoires restent en place.

A 6 heures du soir, le pouls redevient perceptible ; peau également froide ; point d'urines.

L'infusion a été deux fois seulement rejetée par le vomissement.

On cesse l'infusion alcoolisée pour quelques heures.

A dix heures, même état.

Infusion alcoolisée ci-dessus, de demi-heure en demi-heure seulement.

Pendant la nuit, vomissements et selles rares ; toujours

de l'anxiété, de l'agitation ; respiration toujours pénible, comme si le thorax, pour se développer, avait besoin de soulever un poids considérable.

Le 2 juillet, 2.e jour des accidents graves, le pouls se maintient, mais reste petit. Les mains sont toujours glacées, ridées. Moins d'oppression ; très-peu de selles ; quelques efforts de vomissements rares et ramenant seulement un peu de liquide blanchâtre. Voix toujours très-faible, ressemblant un peu à celle du ventriloque.

Prescription : 3 à 4 doses de l'infusion alcoolisée à prendre en 3 heures ; glace et eau de Seltz dans les intervalles, puis exclusivement lorsqu'on aura cessé l'infusion.

Dans le reste de la journée du 2 juillet, il ne se passe rien de nouveau. La réaction s'établit avec une lenteur très-grande. L'oppression continue. La malade veut toujours se découvrir. Elle me donne encore de grandes inquiétudes.

On administre le soir 3 doses de l'infusion alcoolisée. On continue la glace et l'eau de Seltz.

Le 3, 3.e jour, les selles contiennent un peu de bile ; il n'y en a que deux dans la journée ; les vomissements ont cessé, mais il se manifeste de temps en temps quelques envies de vomir. Pouls un peu plus fort ; peau des mains toujours ridée, donnant toujours la sensation d'un froid humide. Voix encore faible ; visage sensiblement meilleur, exprimant une certaine langueur, mais calme et annonçant l'espoir ; oppression beaucoup moindre ; quelques nausées. Langue un peu animée, mais sans sécheresse. Deux selles molles, bilieuses. Un peu de céphalalgie ; assoupissement assez continu, mais peu profond.

Prescription : Une cuillerée à soupe d'infusion de café 3 fois, d'heure en heure.

Le 4.e jour, la peau des mains encore froide, mais à un degré beaucoup moindre, prend une teinte rosée, remplaçant enfin la teinte brun-bleuâtre qui avait persisté jusqu'alors. Pouls plus fort. Expression de calme sur le visage. La malade urine pour la première fois depuis le début des accidents, c'est-à-dire depuis 4 jours.

Prescription : Une cuillerée de bouillon de poulet toutes

les 2 heures, puis d'heure en heure, glace et eau de Seltz.

Le 5.e jour, le mieux continue. Quelques nausées se manifestent encore une ou deux fois dans la journée.

Prescription : 3 cuillerées de bouillon de poulet de 2 heures en 2 heures, un petit morceau de glace après chaque dose de bouillon.

Le 6.e jour, les mains sont bien réchauffées. La température de la peau est bonne partout; nulle part elle n'est excessive. Céphalalgie. Un peu d'assoupissement. Langue légèrement sèche. Un peu de douleur à l'épigastre.

Prescription : 4 cuillerées de bouillon de poulet toutes les 2 ou 3 heures; dans l'un de ces bouillons on mettra quelques brins de vermicelle.

Le 9, 9.e jour, langue un peu plus sèche ; épigastre douloureux à la pression. La malade m'apprend, du reste, qu'elle est sujette aux douleurs d'estomac.

Prescription : Six sangsues à l'épigastre, cataplasmes émollients sur la même région, eau de Seltz et eau froide.

Le 10, 10.e jour, moins de douleur à l'épigastre. Une selle verdâtre, un peu molle dans les 24 heures.

Deux petits potages avec du bouillon de poulet et de bœuf; quelques bouillons dans les intervalles.

Le 11, œuf mollet, potage, bouillons.

Le 12, langue humide, naturelle, appétit, selles normales.

Quelques bouchées de poulet.

A partir du 12, sauf quelques légers symptômes de gastralgie, auxquels la malade est sujette, et qui ont cédé sous l'influence de calmants à petites doses, la convalescence ne s'est point démentie.

Un mois après, la malade a repris ses occupations de bordeuse de chapeaux.

Un peu plus tard, je l'ai revue, elle était très-bien portante et avait repris un embonpoint un peu supérieur à son état normal.

Réflexions : Dans cette observation, je signalerai :

1.° L'influence avantageuse d'une infusion alcoolisée au moment où le pouls avait complétement cessé de battre ;

2.° La rareté des vomissements, qui ne parurent point augmentés par l'ingestion de ce médicament dans l'estomac ;

3.° La lenteur de la réaction et la modération de ses phénomènes, malgré l'emploi, mesuré il est vrai, et limité dans sa durée, de ce traitement excitant intérieur.

L'emploi des infusions alcoolisées ne doit point faire exclure la glace, qui, donnée dans les intervalles, a le double avantage de calmer la soif et de modérer les vomissements.

Ce dernier point est surtout important, car tous les malades ne supportent pas aussi facilement que M.me P. le traitement excitant intérieur.

Observation.

Le nommé R....., René, âgé de 55 ans, veuf, d'une petite taille, mais d'une assez bonne constitution, exerçant la profession de pêcheur, et demeurant à l'extrémité Est de l'île de la Magdeleine, dans un angle formé par deux bras de la Loire, et sur la lisière d'une prairie souvent baignée par les crues de ce fleuve, jouissait de sa bonne santé habituelle, lorsque le 9 juillet, au soir, il remonta la Loire de quelques kilomètres, ayant l'intention de passer la nuit à pêcher.

A dix heures du soir, il fut pris d'une diarrhée abondante, sans coliques, et rentra chez lui.

A minuit, il fut pris de vomissements, bientôt suivis de crampes, d'anxiété, d'oppression.

Le 10, à six heures du matin (1.er jour de la maladie), je fus appelé et le trouvai dans l'état suivant :

Teinte pâle, plombée du visage; yeux excavés et entourés d'un cercle bleuâtre ; lèvres violacées; conjonctives injectées; yeux ternes; teinte des mains légèrement bleuâtre; peau des mains et des avant-bras froide, mais ayant conservé son élasticité; pouls petit, mais bien sensible ; voix très-affaiblie, presque éteinte; oppression très-grande ; angoisses ; expression d'effroi ; mouvements continuels ; soif ardente ; crampes très-douloureuses dans les jambes et les cuisses; quelques crampes dans les bras ; suppression des urines ; continuation de la diarrhée qui est tout à fait séreuse ; vomissements aqueux.

Prescription : Glace et eau froide à l'intérieur ; large vésicatoire sur l'épigastre et le bas de la région sternale ; deux autres vésicatoires moins grands aux jambes ; quelques sinapismes promenés sur les membres inférieurs ; briques et bouillotes chaudes dans le lit.

Son état ne s'améliorant pas, je prescris le soir l'infusion de menthe chaude, prise de demi-heure en demi-heure par demi-tasse à café, avec addition d'une cuiller à café d'eau-de-vie. On continue la glace et l'eau froide dans les intervalles, ainsi que le traitement excitant extérieur.

Quelques-unes des tasses d'infusion alcoolisée excitèrent des vomissements ou des nausées ; les autres passèrent bien.

Le 11, 2.e jour, peu de changement ; la diarrhée continue ; les vomissements sont rares ; oppression et anxiété ; pouls un peu plus fort.

Même traitement ; seulement on suspend pendant quelques heures l'infusion excitante, et on met une heure de distance entre les doses.

Le 12, 3.e jour, mieux ; peau plus chaude ; pouls plus fort ; nausées ; un vomissement seulement la nuit précédente ; même oppression ; même anxiété ; point d'urines.

L'infusion alcoolisée est continuée d'heure en heure jusqu'au milieu du jour, puis définitivement abandonnée. On continue la glace alternativement avec l'eau de Seltz.

Le 13, 4.e jour, réaction assez complète, mais modérée ; retour des urines ; un peu de diarrhée, quelques nausées ; point de vomissements.

Une cuillerée de bouillon de poulet d'heure en heure.

A partir de ce moment, l'état du malade va s'améliorant chaque jour, mais avec lenteur.

Les 14 et 15, 5.e et 6.e jours, les symptômes dominants sont une oppression considérable et une douleur épigastrique assez vive avec anxiété. Une application de dix sangsues faite sur cette région ne produit qu'une évacuation sanguine insignifiante. Du reste, toutes les fois que

R..... a subi une application de sangsues, le résultat a été à peu près le même.

Sous l'influence des cataplasmes, des boissons adoucissantes, la douleur épigastrique a cédé peu à peu. L'oppression a persisté.

Le 17, 8.e jour, l'oppression cholérique persiste à un haut degré. Pouls assez bon, mais d'une force moyenne; température de la peau ordinaire. L'auscultation et la percussion ne signalent aucun engorgement pulmonaire.

Saignée de bras de 150 grammes.

Bouillon de poulet à doses un peu plus fortes, quelques cuillerées de potage au vermicelle préparé avec le même bouillon.

Sang contenant 3/5 de caillot; celui-ci assez dense; pas de couenne.

L'oppression diminue, mais ne cède pas immédiatement.

Le 21, 12.e jour, l'oppression a cessé; l'appétit est revenu. R..... prend quelques aliments solides et les digère bien.

Les vésicatoires sont ulcérés superficiellement; de plus, il s'est fait, entre la fesse droite et le grand trochanter, une ulcération superficielle à bords dentelés, intéressant une partie seulement de l'épaisseur de la peau. Cette ulcération, chagrinée dans son fond, ressemble à celle qui succède à une brûlure qui a désorganisé la peau à des profondeurs différentes.

Il existe des ulcérations analogues sur la muqueuse du voile du palais et des piliers, sur celle qui tapisse la voûte palatine.

Prescription: œuf, viande rôtie, peu de pain.

Cérat: 12 grammes; onguent styrax: 4 grammes. — Mêler. — Pour panser les plaies de la cuisse droite et des jambes.

Solution légère de nitrate d'argent pour laver les ulcères de la bouche.

Ce n'est que 15 jours après, 27 jours après le début de la maladie, que ces différentes ulcérations ont été tout à fait guéries.

A cette époque, la santé de R..... était parfaite.

Émétiques et éméto-cathartiques. — Ils ont été employés par un assez grand nombre de médecins dans le traitement du choléra, soit dans la période d'évacuation avant l'établissement d'une algidité prononcée, soit dans le cours de celle-ci. Beaucoup ont abandonné cette méthode de traitement, et nous avons entendu notamment un collègue très-éclairé, déclarer en séance académique, qu'après avoir eu pleine confiance dans l'emploi des évacuants, et en particulier de l'ipécacuanha, et y avoir eu recours largement, il avait reconnu leur insuffisance complète dans les cas graves.

Quelques médecins, convaincus de l'inefficacité des vomitifs dans la période algide lorsqu'ils ne déterminaient pas de vomissements, ce qui arrivait quelquefois, et de leur nocuité lorsqu'ils provoquaient d'abondantes évacuations, ont persisté à leur accorder un certain degré de confiance dans le début de l'affection.

La communication que j'ai reçue de plusieurs cas bien observés, où des émétiques furent causes déterminantes d'attaques de choléra mortel chez des individus affectés d'embarras gastro-intestinaux, et chez d'autres, atteints des prodromes de la maladie épidémique, m'a inspiré, dès le début de l'épidémie, une grande répugnance pour ce moyen, dont je n'ai point, en conséquence, fait l'expérience personnelle.

L'opium, utile dans la diarrhée qui a régné pendant tout le temps de l'épidémie, utile encore assez souvent dans la cholérine, l'a été rarement dans le choléra confirmé : il a été nuisible dans la période algide, en augmentant la prostration.

L'emploi du *sel marin* donné en lavement a paru réussir dans quelques cas, et notamment dans un cas observé par M. Davau, élève interne dans le service de M. le docteur Marion de Procé, à l'Hôtel-Dieu.

Le lavement au *nitrate d'argent*, utile dans la diarrhée et dans la cholérine, comme nous l'avons vu ailleurs, a encore rendu des services dans le choléra, quand la diarrhée était le symptôme prédominant.

Traitement de la réaction. — Les phénomènes de réaction étant variés comme il a été établi ailleurs, les moyens de traitement qui leur sont applicables, doivent varier dans le même sens.

Accidents cérébraux. — Les accidents cérébraux qui surviennent dans la période de réaction du choléra, bien qu'assez divers, peuvent, en général, se rapporter à deux classes : dans l'une, l'état comateux domine; dans l'autre, c'est une excitation anormale se manifestant par un délire calme ou violent, par une agitation extrême, quelquefois par des convulsions. Ces deux formes ne peuvent être absolument séparées; la nature les réunit quelquefois; mais souvent aussi elles existent isolément : de là, deux formes symptômatiques différentes, que, souvent, n'expliquent point, après la mort, des lésions différentes dans l'encéphale. Souvent, en effet, après l'une ou après l'autre de ces formes d'affections cérébrales, on ne trouve qu'une simple congestion.

Certains moyens de traitement peuvent être appliqués avec avantage à l'une et à l'autre forme; telles sont, quand l'état de la circulation le permet, les applications répétées plutôt que copieuses de sangsues à la base du crâne. D'autres ne peuvent convenir que dans une des formes : telle est l'infusion de café que j'ai vue rendre des services dans la forme comateuse, et qui, au contraire, dans la forme délirante et convulsive, ne pourrait être que nuisible.

OBSERVATION.

État comateux. — *Emploi du café.* — L'enfant Rifier, garçon de 3 ou 4 ans, d'une constitution moyenne, appartenant à une famille pauvre de la rue Marmontel, avait été pris d'accidents cholériques le 21 juin 1849; le traitement prescrit par M. le docteur de Rivas, son médecin, avait fait cesser les selles, les vomissements et les autres accidents de la première période.

Le 23 juin, 3.e jour de la maladie, je fus prié par mon confrère, forcé de s'absenter, de visiter ce petit malade;

je le trouvai dans l'état suivant : décubitus dorsal ; immobilité du corps ; visage un peu congestionné ; assoupissement dont on ne peut faire sortir le malade en lui parlant, et qu'on ne fait cesser qu'incomplétement et pour un petit moment en pinçant fortement la peau. La respiration un peu lente n'est point stertoreuse ; il ne s'y joint point de râle trachéal. Ce sommeil, sauf sa profondeur, telle que je viens de la décrire, sauf sa durée qui est déjà de 24 heures, ressemble assez à un sommeil naturel.

Le pouls est médiocrement développé, sa fréquence est moyenne ; la chaleur de la peau à peu de chose près naturelle, plutôt au-dessous qu'au-dessus de sa température normale. Les autres symptômes cholériques n'existent plus.

Mon diagnostic fut : Congestion cérébrale modérée sous l'influence de la réaction d'une attaque de choléra. Les symptômes ne me parurent pas devoir motiver un pronostic très-grave.

Le peu de temps qui s'était écoulé depuis la disparition des accidents de la première période, l'état du pouls et de la peau me firent éloigner, pour le moment au moins, l'idée d'une évacuation sanguine. Je prescrivis :

Infusion forte de café par cuiller à café de quart-d'heure en quart-d'heure, puis de demi-heure en demi-heure, suivant l'effet produit ; deux vésicatoires aux jambes ; applications froidessur le front.

Le café fut continué depuis six heures du soir jusqu'au lendemain matin, à un quart d'heure d'intervalle. Dans la nuit, le petit malade fut moins assoupi ; le lendemain, la somnolence était beaucoup moindre et interrompue par des temps de réveil assez longs.

On continua l'infusion de café d'heure en heure jusqu'au soir ; on donna quelques petites doses de bouillon de poulet. L'assoupissement cessa le soir. Depuis lors la convalescence a bien marché et ne s'est pas démentie.

Réflexions. — Le cas dont je viens de parler n'était pas des plus graves ; mais nous étions dans un temps où les accidents marchaient vite, ce qui ne permettait pas d'être tout à fait rassuré sur l'issue de cette maladie. Il existait un symptôme après tout assez sérieux et persistant. Ce symptôme m'a paru céder à l'infusion de café ; c'est là ce que je voulais établir.

Je pourrais citer un fait analogue observé sur une petite fille de la rue Pérelle ; le cas était moins simple parce qu'il existait encore de la diarrhée ; le traitement dût être modifié par suite de cette circonstance. Il dût être continué plus longtemps ; mais il me parut, en définitive, amener le même résultat.

Le topique de Worms, conseillé dans l'état comateux, m'a paru, dans un petit nombre de cas, diminuer un peu l'assoupissement, mais jamais d'une manière très-sensible.

Les vésicatoires aux membres inférieurs, les cataplasmes sinapisés, les applications d'eau froide sur le front ont quelquefois été avantageux dans l'état dont il est question.

Dans le fait suivant, les symptômes de réaction, portant également sur le cerveau, furent bien différents et durent être traités d'une autre manière.

OBSERVATION.

Symptômes simulant la méningite, survenus pendant la période de réaction du choléra chez un enfant de 2 ans.

L'enfant Houdeyer, âgé de 2 ans, fils d'un ouvrier rangé, laborieux et jouissant, par suite, d'un certain degré d'aisance, demeure à l'extrémité de la rue des Olivettes, près la rue Magellan.

Cet enfant est d'une constitution assez bonne, mais un peu grêle ; il est difficile, irritable, colère.

Le 7 juillet, il fut atteint de diarrhée.

Le dimanche 8, il sortit avec sa sœur et fut pris de vomissements alimentaires, puis aqueux ; la diarrhée continuait. On ramena l'enfant chez ses parents, et je fus appelé.

A 10 heures du matin, il offrait à noter ce qui suit : yeux très-excavés, cernés d'une zone d'un violet peu foncé ;

teinte du visage plombée ; peau des mains froide, conservant son élasticité ; langue chaude ; selles séreuses et blanches ; vomissements aqueux ; pouls petit, mais très-sensible ; voix éteinte.

Prescription : Vésicatoires à l'épigastre et aux jambes ; sinapismes promenés sur les autres parties des membres inférieurs ; bouteilles d'eau chaude dans le lit ; eau froide en petite quantité pour boisson.

Le même traitement fut continué jusqu'au lendemain.

Le 9, second jour, les vomissements cessent ; la diarrhée continue ; la peau est plus chaude ; pouls plus fort ; yeux toujours excavés ; voix éteinte.

Continuation de l'eau froide, des sinapismes, des moyens caléfacteurs.

Le 10, la réaction est plus complète, mais la face se congestionne ; agitation qui va en augmentant toute la journée ; plaintes et cris en quelque sorte mécaniques ; mouvements incessants du petit malade qui se jette violemment d'un côté à l'autre du lit ; les yeux sont vifs et brillants, mais toujours enfoncés dans les orbites. Ces paroxysmes d'agitation, pendant lesquels la connaissance est conservée, alternent avec des moments assez courts d'un état demi-comateux.

Prescription : Deux fortes sangsues derrière les oreilles ; applications d'eau froide sur le front et les tempes ; eau fraîche et eau gommeuse pour boissons.

Après cette application de sangsues, qui est suivie d'un écoulement de sang assez abondant, il y a un calme momentané, bientôt suivi du retour des mêmes accidents. Pendant quatre jours encore les symptômes ci-dessus ont persisté, mais en diminuant chaque jour, et assez régulièrement après une nouvelle application d'une ou deux sangsues faite, soit aux tempes, soit derrière les oreilles.

Ce fut après la cinquième application que les symptômes cérébraux cédèrent définitivement et que l'enfant entra en convalescence ; il resta longtemps irritable, difficile ; mais sa guérison ne se démentit pas.

Réflexions. — De cette observation et de quelques autres

analogues, il me paraît légitime de conclure que, dans les accidents cérébraux du choléra, revêtant la forme symptômatique de la méningite, les évacuations sanguines locales peu abondantes, mais répétées, peuvent, si la réaction est assez franche, rendre de véritables services. Chez des sujets forts, pléthoriques, en proie à une réaction vive, il serait avantageux de débuter par une saignée générale.

Dans les symptômes cérébraux dont il est ici question, les révulsifs légers aux membres inférieurs, les applications d'eau froide sur le front peuvent venir en aide à la médication principale. Dans les cas où l'état des forces s'oppose aux évacuations sanguines, ces faibles moyens sont presque l'unique ressource.

Réaction typhoïde. — La thérapeutique de cet état est excessivement bornée. Le régime est peut-être, dans ce cas, la principale ressource, bien qu'elle soit souvent impuissante. Le bouillon de poulet, le bouillon de bœuf coupé, le lait, plus tard diverses fécules préparées au lait ou au bouillon, un œuf mollet, quelques massepains, m'ont paru constituer un régime convenable. Les demi-lavements émollients, les cataplasmes sur le ventre, l'eau de Seltz quelquefois rougie, l'eau gommeuse, quelques légers calmants le soir, tels sont les moyens médicamenteux qui me paraissent convenir dans l'état typhoïde que ne complique pas quelque congestion viscérale importante. Ce sont, après tout, ceux de la fièvre typhoïde, moins les laxatifs, qui ne sont point nécessaires en général, car souvent la diarrhée persiste, et qui pourraient devenir nuisibles en provoquant d'abondantes évacuations.

Si quelque congestion viscérale complique l'état typhoïde ou succède sans intermédiaire au choléra algide, le traitement de cette complication deviendra le point important. Si l'état des forces le permet, quelques petites émissions sanguines, répétées plus ou moins, parviendront parfois à sauver le malade. Dans le cas contraire, le danger est des plus grands.

Résumé des différences principales qui ont existé entre l'épidémie de 1849 *et celle de* 1832.

En 1849, moins de cyanose, moins de crampes; effacement au moins aussi rapide du pouls; refroidissement aussi grand de la peau; plus de disposition aux syncopes; terminaison plus fréquente de celles-ci par une mort instantanée; gravité plus grande de la maladie; prolongation plus grande de l'épidémie, avec ses symptômes graves.

Au point de vue des lésions anatomiques, il y a de très-grandes analogies et quelques différences, comme on peut s'en convaincre en comparant la description donnée ci-dessus à celles de 1832, fidèlement résumées dans le *compendium* de médecine pratique.

L'étendue déjà considérable de ce mémoire ne m'a pas permis de donner l'historique des opinions émises sur l'étiologie du choléra morbus dans ses différentes invasions. Je regrette particulièrement de ne pouvoir citer quelques pages d'un mémoire très-important, dans lequel M. le docteur Bally, membre de l'Académie de Médecine, trace la marche de la première épidémie en Portugal, en Espagne, sur la côte nord de l'Afrique, en France, en Italie, etc. Partisan prononcé de la contagion, qu'il nomme infection zootique, il fournit de nombreux et solides arguments en faveur de son opinion. (*V. le t.* 14 *des mémoires de l'Académie nationale de Médecine.*)

J'aurais voulu parler aussi d'un article intéressant du même auteur, sur l'épidémie de choléra à Nantes. Ce travail, publié en décembre 1849, dans la *Gazette des Hôpitaux*, après un voyage très-court de M. le docteur Bally dans notre ville, témoigne de la vivacité d'esprit et de la sagacité de celui qui l'a écrit.

En terminant la relation de l'épidémie qui a affligé notre

localité pendant un an, qu'il me soit permis de rappeler en peu de mots les services de mes confrères de la ville et de la campagne, particulièrement de ceux qui, placés dans les faubourgs de Nantes ou dans leur voisinage, ou encore dans les communes rurales pauvres, ont eu de si fréquentes occasions de faire preuve de zèle et d'humanité. Le personnel des hôpitaux, comprenant les médecins, les élèves, les sœurs de charité, les infirmiers et infirmières, avait à accomplir une grande, une pénible mission; personne n'a failli à l'œuvre; chacun, au contraire, a doublé, triplé son activité, pour faire face aux nécessités du moment; chacun, enfin, a dignement accompli ses devoirs.

Qu'il me soit permis aussi de rappeler une seconde fois les services de mes confrères, les docteurs Walczinski, Cailleteau, Villeneuve et ceux de l'élève Jalaber, qui ont porté hors de Nantes des secours médicaux aux pauvres cholériques, et qui se sont acquittés de leurs tâches avec un zèle et un dévouement complets.

Mais ce serait oublier bien des dévouements que de restreindre les éloges au corps médical et à ceux qui lui servent d'auxiliaires. Sans parler de l'intervention bienfaisante des différentes administrations, on pourrait signaler, dans toutes les divisions de la société, depuis les plus riches jusqu'à celles qui sont les plus dénuées, de nombreux actes inspirés par la charité la plus pure.

NANTES, IMPRIMERIE DE M.me V.e C. MELLINET. — 47,505.

7

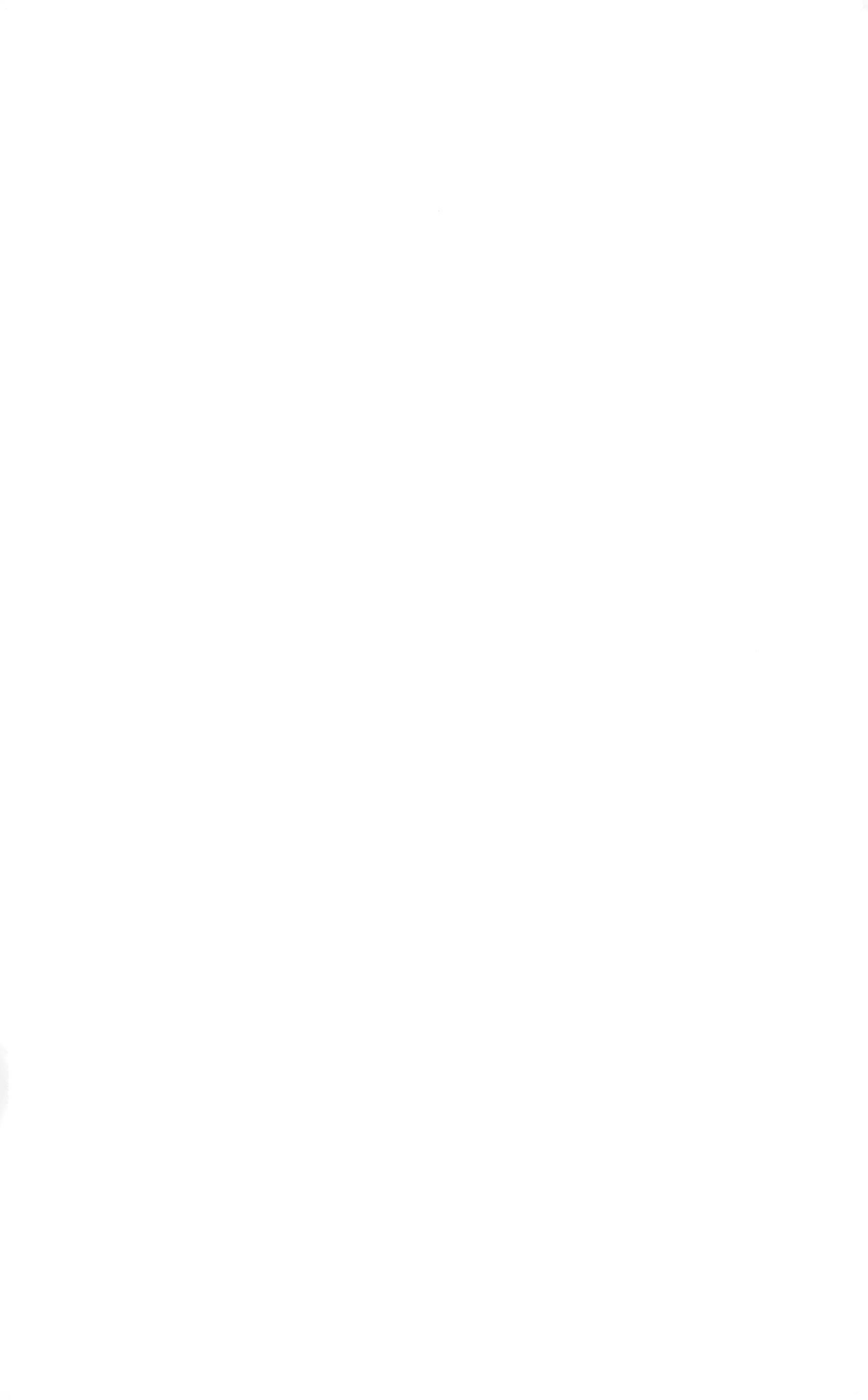

www.ingramcontent.com/pod-product-compliance
Ingram Content Group UK Ltd.
Pitfield, Milton Keynes, MK11 3LW, UK
UKHW020327250726
13967UKWH00004B/1910